图解实用临床护理系列

图解实用
耳鼻喉科临床护理

邵芙玲　主编

化学工业出版社
·北京·

本书注重临床实际应用，以图解的方式重点讲述耳鼻喉科常见疾病的护理知识，使读者能够对疾病有系统和全面的认识。全书共分为四章，内容主要包括耳鼻喉的应用解剖及生理功能、耳鼻喉科护理基础、耳鼻喉科常见症状护理、耳鼻喉科疾病患者的护理。

本书突出技能性和实用性，文字内容精炼、重点突出，可供耳鼻喉科相关护理人员及管理人员阅读参考，也可作为高等专科院校、高等职业院校师生的参考用书。

图书在版编目（CIP）数据

图解实用耳鼻喉科临床护理/邵芙玲主编 . —北京：
化学工业出版社，2017.1
（图解实用临床护理系列）
ISBN 978-7-122-28416-7

Ⅰ.①图…　Ⅱ.①邵…　Ⅲ.①耳鼻咽喉病-护理-图解
Ⅳ.①R473.76-64

中国版本图书馆 CIP 数据核字（2016）第 258421 号

责任编辑：张　蕾　　　　　　　　　　　　　　　装帧设计：关　飞
责任校对：吴　静

出版发行：化学工业出版社（北京市东城区青年湖南街 13 号　邮政编码 100011）
印　　装：高教社（天津）印务有限公司
787mm×1092mm　1/16　印张 10¾　字数 265 千字　2017 年 2 月北京第 1 版第 1 次印刷

购书咨询：010-64518888（传真：010-64519686）　　售后服务：010-64518899
网　　址：http://www.cip.com.cn
凡购买本书，如有缺损质量问题，本社销售中心负责调换。

定　　价：39.80 元

编写人员名单

主　编　邵芙玲

编　者　（按姓氏笔划排列）

王春乐　　孙　健　　杜　岳　　李　东

张　彤　　张　舫　　邵芙玲　　赵雪如

姜　媛　　郭　凯　　郭欣菲　　高建华

曹静韬　　谢新彬　　韩　雪　　温晓杰

潘　鑫

前 言

护理学是将自然科学与社会科学紧密联系起来的为人类健康服务的综合性应用学科。随着医学的迅速发展和医学模式的转变，医学理论不断更新，护理学科领域发生了很大的变化。《图解实用耳鼻喉科临床护理》一书旨在为耳鼻喉科临床护理人员提供最新的专业理论和专业指导，帮助护理人员熟练掌握基本理论知识和临床护理技能，提高护理质量。

本书注重临床实际应用，以护理知识为主体，紧密结合近年来本学科的临床实践现况，突出贴近岗位、贴近职业环境的主旨和编写导向，采用图解的方式重点讲述耳鼻喉科常见疾病的护理知识，将护理措施具体化、细节化，并且渗透"以人为本"的精神，使读者树立正确的职业价值观。本书内容主要包括耳鼻咽喉的应用解剖及生理功能、耳鼻喉科护理基础、耳鼻喉科常见症状护理、耳鼻喉科疾病患者的护理。

本书突出技能性和实用性，文字内容精炼、简洁翔实、重点突出、条理清楚，可供耳鼻喉科相关护理人员及管理人员阅读参考，也可作为高等专科院校、高等职业院校师生的参考用书。

由于编者的专业能力和学术水平有限，内容难免有疏漏、错误之处，敬请广大专家、学者批评指正。

编者

2016 年 8 月

目 录

第一章　耳鼻咽喉的应用解剖及生理功能　/ 1

第一节　耳的应用解剖及生理功能 ……………………………………………… 1
一、耳的应用解剖 …………………………………………………………… 1
二、耳的生理功能 …………………………………………………………… 5
第二节　鼻的应用解剖及生理功能 ……………………………………………… 5
一、鼻的应用解剖 …………………………………………………………… 5
二、鼻的生理功能 …………………………………………………………… 7
第三节　咽的应用解剖及生理功能 ……………………………………………… 8
一、咽的应用解剖 …………………………………………………………… 8
二、咽的生理功能 …………………………………………………………… 12
第四节　喉的应用解剖及生理功能 ……………………………………………… 12
一、喉的应用解剖 …………………………………………………………… 12
二、喉的生理功能 …………………………………………………………… 15
第五节　气管、支气管及食管的应用解剖及生理功能 ………………………… 17
一、气管、支气管的应用解剖 ……………………………………………… 17
二、食管的应用解剖 ………………………………………………………… 18
三、气管、支气管的生理功能 ……………………………………………… 19
四、食管的生理功能 ………………………………………………………… 20

第二章　耳鼻喉科护理基础　/ 21

第一节　耳鼻喉科患者检查 ……………………………………………………… 21
一、检查者和被检查者的位置 ……………………………………………… 21
二、检查常用器械和设备 …………………………………………………… 22
三、耳科检查 ………………………………………………………………… 22
四、鼻科检查 ………………………………………………………………… 28
五、咽科检查 ………………………………………………………………… 30
六、喉科检查 ………………………………………………………………… 31
第二节　耳鼻喉科常规护理 ……………………………………………………… 33
一、耳科患者手术前后常规护理 …………………………………………… 33
二、鼻科患者手术前后常规护理 …………………………………………… 36
三、咽科患者手术前后常规护理 …………………………………………… 37
四、喉科患者手术前后常规护理 …………………………………………… 37

　　第三节　耳鼻喉科常用护理操作技术 ……………………………………………… 39
　　　一、耳科常用护理操作技术 ………………………………………………………… 39
　　　二、鼻科常用护理操作技术 ………………………………………………………… 43
　　　三、咽科常用护理操作技术 ………………………………………………………… 50
　　　四、喉科常用护理操作技术 ………………………………………………………… 51
　　第四节　耳鼻喉科护理管理 ………………………………………………………… 55
　　　一、耳鼻喉科护士的素质要求 ……………………………………………………… 55
　　　二、耳鼻喉科门诊管理 ……………………………………………………………… 56
　　　三、耳鼻喉科诊室管理 ……………………………………………………………… 57
　　　四、耳鼻喉科病房管理 ……………………………………………………………… 60

第三章　耳鼻喉科常见症状护理　/ 61

　　第一节　听力减退 …………………………………………………………………… 61
　　　一、常见病因及表现 ………………………………………………………………… 61
　　　二、护理措施 ………………………………………………………………………… 61
　　第二节　眩晕 ………………………………………………………………………… 62
　　　一、常见病因及表现 ………………………………………………………………… 62
　　　二、护理措施 ………………………………………………………………………… 62
　　第三节　耳鸣 ………………………………………………………………………… 63
　　　一、常见病因及表现 ………………………………………………………………… 63
　　　二、护理措施 ………………………………………………………………………… 63
　　第四节　呼吸困难 …………………………………………………………………… 63
　　　一、常见病因及表现 ………………………………………………………………… 64
　　　二、护理措施 ………………………………………………………………………… 64
　　第五节　声嘶 ………………………………………………………………………… 64
　　　一、常见病因及表现 ………………………………………………………………… 64
　　　二、护理措施 ………………………………………………………………………… 65

第四章　耳鼻喉科疾病患者的护理　/ 66

　　第一节　耳科疾病患者的护理 ……………………………………………………… 66
　　　一、先天性耳前瘘管 ………………………………………………………………… 66
　　　二、外耳道炎及疖 …………………………………………………………………… 67
　　　三、耵聍栓塞 ………………………………………………………………………… 69
　　　四、外耳道异物 ……………………………………………………………………… 70
　　　五、耳郭假性囊肿 …………………………………………………………………… 72
　　　六、耳郭外伤 ………………………………………………………………………… 73
　　　七、鼓膜外伤 ………………………………………………………………………… 75
　　　八、分泌性中耳炎 …………………………………………………………………… 76
　　　九、急性化脓性中耳炎 ……………………………………………………………… 79
　　　十、慢性化脓性中耳炎 ……………………………………………………………… 81

十一、耳硬化症 83

十二、梅尼埃病 85

十三、先天性小耳畸形 88

十四、传导性耳聋 90

十五、感音神经性耳聋 91

第二节 鼻科疾病患者的护理 94

一、鼻疖 94

二、急性鼻炎 95

三、慢性鼻炎 97

四、变应性鼻炎 98

五、急性鼻窦炎 100

六、慢性鼻窦炎 102

七、鼻息肉 106

八、鼻出血 108

九、鼻腔鼻窦肿瘤 111

十、脑脊液鼻漏 114

十一、鼻骨骨折 116

十二、鼻腔异物 118

第三节 咽科疾病患者的护理 120

一、急性咽炎 120

二、慢性咽炎 122

三、急性扁桃体炎 124

四、慢性扁桃体炎 126

五、扁桃体周围脓肿 128

六、鼻咽癌 130

七、鼻咽纤维血管瘤 132

第四节 喉科疾病患者的护理 134

一、喉外伤 134

二、急性会厌炎 136

三、小儿急性喉炎 139

四、慢性喉炎 141

五、喉阻塞 142

六、声带小结和声带息肉 145

七、喉乳头状瘤 146

八、喉癌 148

第五节 气管食管异物患者的护理 153

一、食管异物 153

二、气管、支气管异物 158

参考文献 / 162

第一章

耳鼻咽喉的应用解剖及生理功能

第一节 耳的应用解剖及生理功能

一、耳的应用解剖

耳分为外耳、中耳和内耳 3 个部分。如图 1-1 所示。

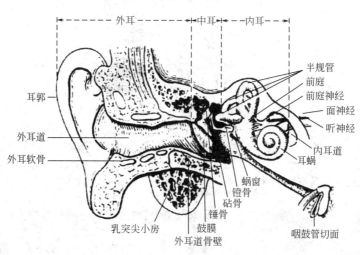

图 1-1 外耳、中耳和内耳结构

1. 外耳（见下页图）

2. 中耳

中耳由鼓室、鼓窦、乳突和咽鼓管 4 个部分组成。

（1）鼓室：又称为中耳腔，位于颞骨内，在骨膜和内耳外侧壁之间，为一含气腔，内含听小骨、肌肉、韧带与神经。鼓室的构造如图 1-2 所示。

外耳
├─ 耳郭
│   ├─ 除耳垂由脂肪结缔组织构成外，其余由弹性软骨组成，外覆软骨膜和皮肤
│   └─ 耳郭分前、后两面，后面微突，前面凹凸不平，由于皮下组织少，耳郭炎症时可导致剧烈疼痛，如果发生耳郭软骨膜炎，则可以导致耳郭畸形
├─ 外耳道
│   ├─ 起自耳甲腔底之外耳道口、止于鼓膜，长2.5~3cm。外侧1/3为软骨部，内侧2/3为骨部
│   └─ 软骨部皮肤富有皮脂腺、耵聍腺及毛囊。由于皮肤和软骨附着紧，因此生疖时异常疼痛
└─ 血管、神经和淋巴
     ├─ 外耳血液由颞浅动脉、耳后动脉及上颌动脉所供给
     ├─ 神经由下颌神经的耳颞支、迷走神经的耳支、面神经的耳支所支配
     └─ 当刺激外耳道时，可以引起迷走神经耳支的兴奋，而引起反射性咳嗽。外耳的淋巴引流至耳郭周围淋巴结

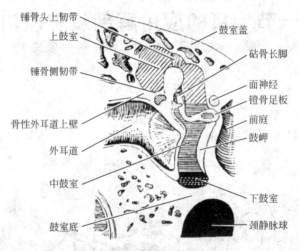

图 1-2　鼓室的构造

鼓室的6个壁
├─ 上壁 ── 为一薄骨盖，将鼓室与颅中窝分隔，又称鼓室盖
├─ 下壁 ── 又称为颈静脉球壁，借一薄骨板与颈静脉球分隔
├─ 前壁 ── 上部有两个口，上有骨膜张肌半管的开口，下有咽鼓管的鼓室口
├─ 后壁 ── 即乳突前壁。上有鼓窦入口，是上鼓室和鼓窦相通之处，面神经垂直段通过此壁内侧。在乳突手术时，注意勿伤及
├─ 内壁 ── 即内耳外壁，表面凹凸不平。中央部有一隆起，名鼓岬，为耳蜗底周所在，前庭窗位于鼓岬后上方
└─ 外壁 ── 主要由骨部及膜组成，骨部较小，即鼓膜以上的上鼓室外侧壁；膜部较大，即鼓膜

（2）鼓窦和乳突

鼓窦和乳突
- 鼓窦是上鼓室后上方的一个气腔，是鼓室和乳突气房之间的通道
- 乳突是出生后逐渐发育，到成年才发育完成
- 在发育期间，形成许多互相连通大小不等的气房，称乳突气房。根据气房发育程度可分为气化型、硬化型和板障型三种

（3）咽鼓管

咽鼓管
- 连通鼓室和鼻咽的管道，成人长35mm，起自鼓室前壁，向前、内、下方斜行，止于鼻咽侧壁
- 靠近鼓室端为骨部，占全长1/3，是经常开放的
- 近咽端为软骨部，占全长2/3，呈裂隙状，经常闭合，当吞咽、哈欠及张口等动作时，软骨部开放，空气进入鼓室，从而调节中耳与外界大气压的平衡
- 咽鼓管内为带纤毛的黏膜所覆盖，和鼓室黏膜相连，纤毛运动向鼻咽部，使鼓室内的分泌物得以排除
- 婴幼儿咽鼓管较平，且短、粗，其咽口与鼓室口几乎在同一平面，因此易患中耳炎

3. 内耳

内耳又称为迷路，深藏于颞骨岩部内。

内耳
- 外层是由致密的骨质形成的骨管，称为骨迷路
- 在骨迷路内有膜性管，称为膜迷路，膜迷路内有听觉和位觉感受器
- 骨迷路与膜迷路之间充满外淋巴，膜迷路含有内淋巴。内、外淋巴不通

（1）骨迷路：如图 1-3 所示，分为耳蜗、前庭和半规管，是骨性结构。

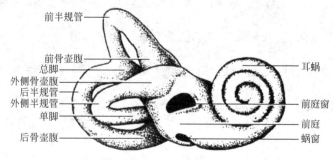

前半规管
前骨壶腹
总脚
外侧骨壶腹
后半规管
外侧半规管
单脚
后骨壶腹
耳蜗
前庭窗
前庭
蜗窗

图 1-3　骨迷路

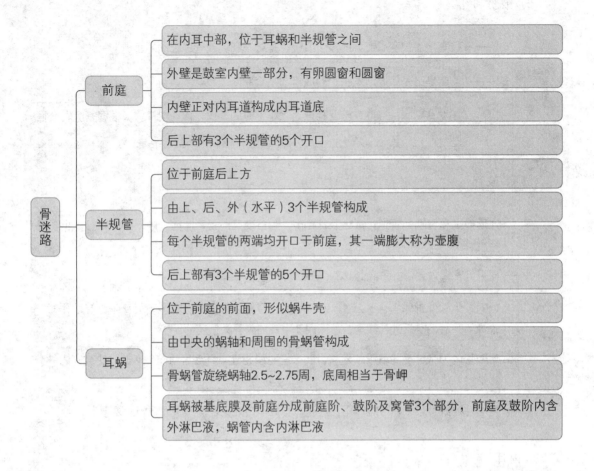

（2）膜迷路

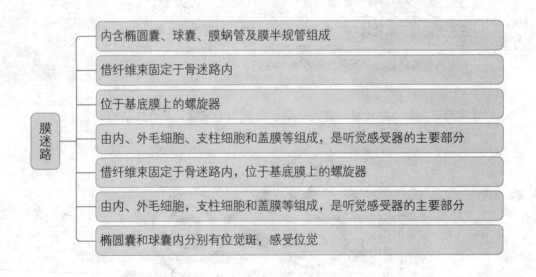

图解实用耳鼻喉科临床护理

二、耳的生理功能

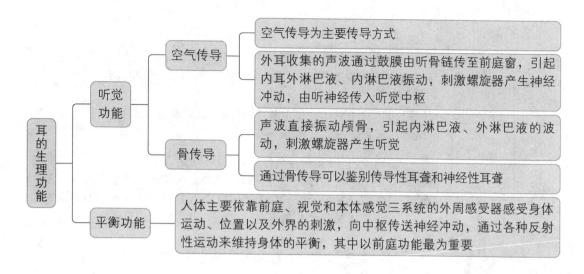

耳的生理功能
- 听觉功能
  - 空气传导
    - 空气传导为主要传导方式
    - 外耳收集的声波通过鼓膜由听骨链传至前庭窗，引起内耳外淋巴液、内淋巴液振动，刺激螺旋器产生神经冲动，由听神经传入听觉中枢
  - 骨传导
    - 声波直接振动颅骨，引起内淋巴液、外淋巴液的波动，刺激螺旋器产生听觉
    - 通过骨传导可以鉴别传导性耳聋和神经性耳聋
- 平衡功能
  - 人体主要依靠前庭、视觉和本体感觉三系统的外周感受器感受身体运动、位置以及外界的刺激，向中枢传送神经冲动，通过各种反射性运动来维持身体的平衡，其中以前庭功能最为重要

第二节　鼻的应用解剖及生理功能

一、鼻的应用解剖

鼻是人体重要的呼吸、嗅觉器官，分为外鼻、鼻腔与鼻窦三个部分。鼻腔被鼻中隔分为左右两个，鼻腔的前上部、两侧和后部共有 4 对鼻窦，分为额窦、筛窦、上颌窦与蝶窦。

1. 外鼻

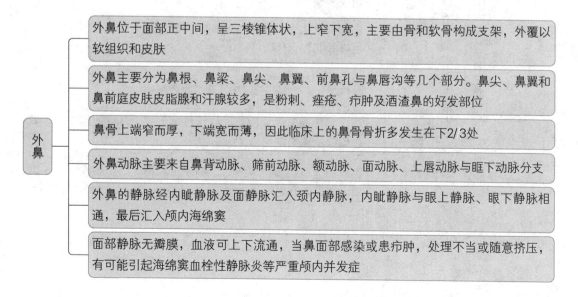

外鼻
- 外鼻位于面部正中间，呈三棱锥体状，上窄下宽，主要由骨和软骨构成支架，外覆以软组织和皮肤
- 外鼻主要分为鼻根、鼻梁、鼻尖、鼻翼、前鼻孔与鼻唇沟等几个部分。鼻尖、鼻翼和鼻前庭皮肤皮脂腺和汗腺较多，是粉刺、痤疮、疖肿及酒渣鼻的好发部位
- 鼻骨上端窄而厚，下端宽而薄，因此临床上的鼻骨骨折多发生在下2/3处
- 外鼻动脉主要来自鼻背动脉、筛前动脉、额动脉、面动脉、上唇动脉与眶下动脉分支
- 外鼻的静脉经内眦静脉及面静脉汇入颈内静脉，内眦静脉与眼上静脉、眼下静脉相通，最后汇入颅内海绵窦
- 面部静脉无瓣膜，血液可上下流通，当鼻面部感染或患疖肿，处理不当或随意挤压，有可能引起海绵窦血栓性静脉炎等严重颅内并发症

2. 鼻腔

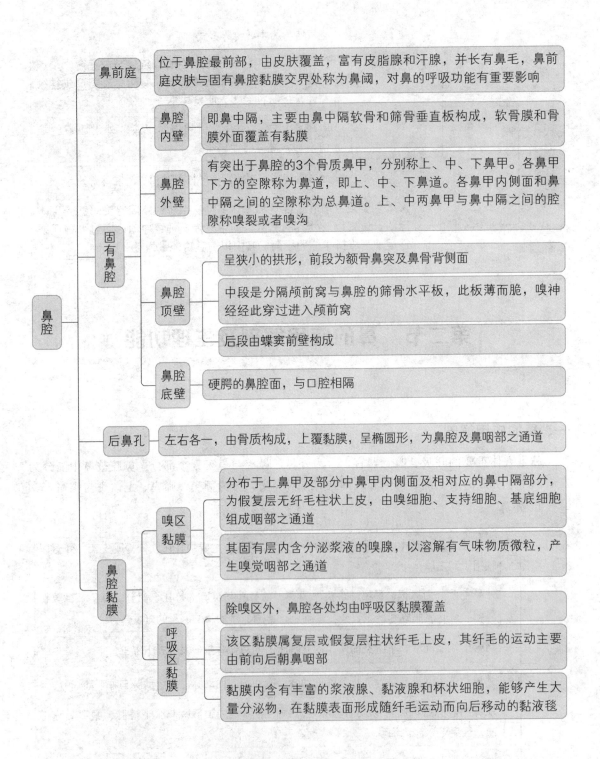

鼻腔

鼻前庭 —— 位于鼻腔最前部，由皮肤覆盖，富有皮脂腺和汗腺，并长有鼻毛，鼻前庭皮肤与固有鼻腔黏膜交界处称为鼻阈，对鼻的呼吸功能有重要影响

固有鼻腔

鼻腔内壁 —— 即鼻中隔，主要由鼻中隔软骨和筛骨垂直板构成，软骨膜和骨膜外面覆盖有黏膜

鼻腔外壁 —— 有突出于鼻腔的3个骨质鼻甲，分别称上、中、下鼻甲。各鼻甲下方的空隙称为鼻道，即上、中、下鼻道。各鼻甲内侧面和鼻中隔之间的空隙称为总鼻道。上、中两鼻甲与鼻中隔之间的腔隙称嗅裂或者嗅沟

鼻腔顶壁
- 呈狭小的拱形，前段为额骨鼻突及鼻骨背侧面
- 中段是分隔颅前窝与鼻腔的筛骨水平板，此板薄而脆，嗅神经经此穿过进入颅前窝
- 后段由蝶窦前壁构成

鼻腔底壁 —— 硬腭的鼻腔面，与口腔相隔

后鼻孔 —— 左右各一，由骨质构成，上覆黏膜，呈椭圆形，为鼻腔及鼻咽部之通道

鼻腔黏膜

嗅区黏膜
- 分布于上鼻甲及部分中鼻甲内侧面及相对应的鼻中隔部分，为假复层无纤毛柱状上皮，由嗅细胞、支持细胞、基底细胞组成咽部之通道
- 其固有层内含分泌浆液的嗅腺，以溶解有气味物质微粒，产生嗅觉咽部之通道

呼吸区黏膜
- 除嗅区外，鼻腔各处均由呼吸区黏膜覆盖
- 该区黏膜属复层或假复层柱状纤毛上皮，其纤毛的运动主要由前向后朝鼻咽部
- 黏膜内含有丰富的浆液腺、黏液腺和杯状细胞，能够产生大量分泌物，在黏膜表面形成随纤毛运动而向后移动的黏液毯

3. 鼻窦

鼻窦为鼻腔周围颅骨中的含气空腔，左右成对，共 4 对，依其所在颅骨命名为上颌窦、额窦、筛窦和蝶窦。

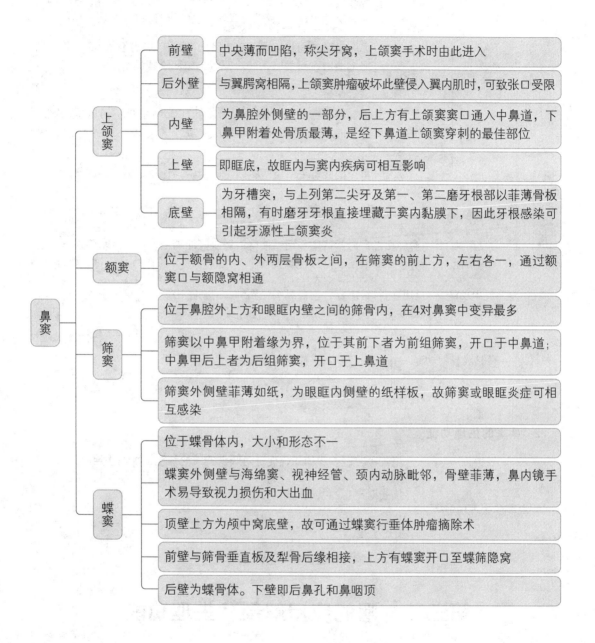

鼻窦
- 上颌窦
  - 前壁 —— 中央薄而凹陷，称尖牙窝，上颌窦手术时由此进入
  - 后外壁 —— 与翼腭窝相隔，上颌窦肿瘤破坏此壁侵入翼内肌时，可致张口受限
  - 内壁 —— 为鼻腔外侧壁的一部分，后上方有上颌窦窦口通入中鼻道，下鼻甲附着处骨质最薄，是经下鼻道上颌窦穿刺的最佳部位
  - 上壁 —— 即眶底，故眶内与窦内疾病可相互影响
  - 底壁 —— 为牙槽突，与上列第二尖牙及第一、第二磨牙根部以菲薄骨板相隔，有时磨牙牙根直接埋藏于窦内黏膜下，因此牙根感染可引起牙源性上颌窦炎
- 额窦 —— 位于额骨的内、外两层骨板之间，在筛窦的前上方，左右各一，通过额窦口与额隐窝相通
- 筛窦
  - 位于鼻腔外上方和眼眶内壁之间的筛骨内，在4对鼻窦中变异最多
  - 筛窦以中鼻甲附着缘为界，位于其前下者为前组筛窦，开口于中鼻道；中鼻甲后上者为后组筛窦，开口于上鼻道
  - 筛窦外侧壁菲薄如纸，为眼眶内侧壁的纸样板，故筛窦或眼眶炎症可相互感染
- 蝶窦
  - 位于蝶骨体内，大小和形态不一
  - 蝶窦外侧壁与海绵窦、视神经管、颈内动脉毗邻，骨壁菲薄，鼻内镜手术易导致视力损伤和大出血
  - 顶壁上方为颅中窝底壁，故可通过蝶窦行垂体肿瘤摘除术
  - 前壁与筛骨垂直板及犁骨后缘相接，上方有蝶窦开口至蝶筛隐窝
  - 后壁为蝶骨体。下壁即后鼻孔和鼻咽顶

二、鼻的生理功能

1. 鼻腔的生理功能

鼻腔主要有呼吸、嗅觉、共鸣、反射、吸收和排泄泪液等功能。

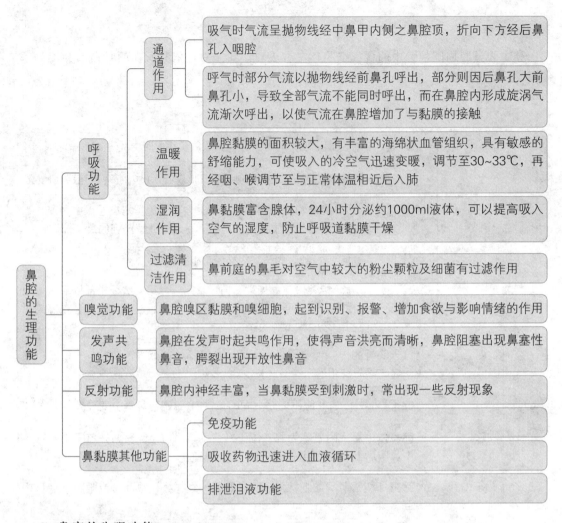

鼻腔的生理功能

呼吸功能
- 通道作用
  - 吸气时气流呈抛物线经中鼻甲内侧之鼻腔顶，折向下方经后鼻孔入咽腔
  - 呼气时部分气流以抛物线经前鼻孔呼出，部分则因后鼻孔大前鼻孔小，导致全部气流不能同时呼出，而在鼻腔内形成旋涡气流渐次呼出，以使气流在鼻腔增加了与黏膜的接触
- 温暖作用
  - 鼻腔黏膜的面积较大，有丰富的海绵状血管组织，具有敏感的舒缩能力，可使吸入的冷空气迅速变暖，调节至30~33℃，再经咽、喉调节至与正常体温相近后入肺
- 湿润作用
  - 鼻黏膜富含腺体，24小时分泌约1000ml液体，可以提高吸入空气的湿度，防止呼吸道黏膜干燥
- 过滤清洁作用
  - 鼻前庭的鼻毛对空气中较大的粉尘颗粒及细菌有过滤作用

嗅觉功能
- 鼻腔嗅区黏膜和嗅细胞，起到识别、报警、增加食欲与影响情绪的作用

发声共鸣功能
- 鼻腔在发声时起共鸣作用，使得声音洪亮而清晰，鼻腔阻塞出现鼻塞性鼻音，腭裂出现开放性鼻音

反射功能
- 鼻腔内神经丰富，当鼻黏膜受到刺激时，常出现一些反射现象

鼻黏膜其他功能
- 免疫功能
- 吸收药物迅速进入血液循环
- 排泄泪液功能

2. 鼻窦的生理功能

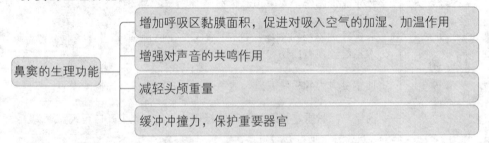

鼻窦的生理功能
- 增加呼吸区黏膜面积，促进对吸入空气的加湿、加温作用
- 增强对声音的共鸣作用
- 减轻头颅重量
- 缓冲冲撞力，保护重要器官

第三节　咽的应用解剖及生理功能

一、咽的应用解剖

咽上起颅底，下至第 6 颈椎下缘水平，成人全长约 12cm，上宽下窄略呈漏斗状，是呼吸道与消化道的共同通道。前方与鼻腔、口腔和喉腔相通，后壁与椎前筋膜相邻，下端与食管相接，两侧与颈部大血管和神经毗邻。

1. 咽的分部

咽自上而下可分为鼻咽、口咽和喉咽三个部分（图1-4）。

咽的分部

鼻咽（上咽）
- 位于颅底与软腭游离缘平面之间
- 鼻咽前方以后鼻孔为界与鼻腔相通，后壁平对第1、第2颈椎，下与口咽相通
- 顶部黏膜下有丰富的淋巴组织集聚，呈橘瓣状，称腺样体，称为咽扁桃体
- 两侧壁有咽鼓管咽口，此管与鼓室相通
- 咽鼓管咽口周围有散在的淋巴组织，称为咽鼓管扁桃体
- 咽鼓管咽口后上方有一隆起，称为咽鼓管圆枕，咽鼓管圆枕后上方有一凹陷区，称咽隐窝，是鼻咽癌的好发部位

口咽（中咽）
- 口腔向后方的延续部，介于软腭与会厌上缘平面之间，通常所谓咽部即指此区
- 口咽前方经咽峡与口腔相通。咽峡系由腭垂（悬雍垂）、软腭游离缘、舌背、两侧腭舌弓和腭咽弓共同构成的一个环形狭窄部分，两弓之间为腭扁桃体
- 在腭咽弓的后方有条索状淋巴组织，名咽侧索
- 咽后壁黏膜下有散在淋巴滤泡。舌根上面有舌扁桃体

喉咽（下咽）
- 位于会厌上缘与环状软骨下缘平面之间
- 上接口咽，下连食管入口，该处有环咽肌环绕
- 前面自上而下有会厌、杓会厌皱襞和杓状软骨，其所围成的入口称为喉入口。在喉入口两侧各有一较深的隐窝名为梨状窝，是异物常嵌顿之处
- 舌根与会厌之间左右各有一浅窝，称为会厌谷，是异物易存留之处。两侧梨状窝之间、环状软骨板之后称为环后隙

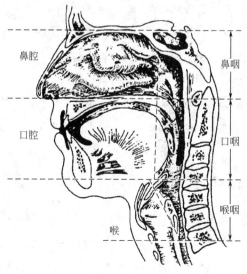

图1-4　咽的分段解剖

2. 咽壁的构造

（1）咽壁的分层：咽壁由内向外分为4层，即黏膜层、纤维层、肌肉层和外膜层。

咽壁的分层
- 咽的黏膜与咽鼓管、鼻腔、口腔和喉的黏膜相延续
- 纤维层又称为腱膜层，主要由颅咽筋膜构成，介于黏膜与肌层之间，包绕颈部的肌肉、血管、神经等重要组织
- 咽壁的肌肉按其功能主要分为咽缩肌组、咽提肌组和腭帆肌组，这些肌肉相互协调，完成吞咽动作并且保持咽鼓管正常功能
- 外膜层又称为筋膜层，系颊咽筋膜的延续，覆盖于咽缩肌之外

（2）筋膜间隙：在咽筋膜与邻近的筋膜之间有疏松的组织间隙，较重要的有咽后隙和咽旁隙（图1-5）。

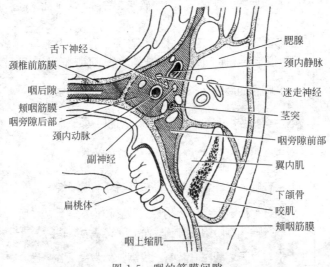

图 1-5　咽的筋膜间隙

筋膜间隙

咽后隙
- 位于椎前筋膜和颊咽筋膜之间，上起颅底、下达上纵隔，相当于第1、第2胸椎平面，咽缝将此间隙分为左右两部分
- 间隙内有淋巴组织，婴幼儿期有数个淋巴结，儿童期逐渐萎缩，至成人仅有极少淋巴结，引流扁桃体、口腔、鼻腔后部、鼻咽及咽鼓管等部位的淋巴。因此，这些部位的炎症可引起咽后间隙感染，甚至形成咽后间隙脓肿

咽旁隙
- 位于咽后间隙的两侧，左右各一，底向上，尖向下，形如锥体。锥底向上至颅底，锥尖向下达舌骨大角处
- 茎突及其附着肌肉将此间隙分为前后两部分
- 前隙较小，内侧与腭扁桃体毗邻，腭扁桃体炎症可以扩散到此间隙
- 后隙较大，有颈内动脉、颈内静脉、舌咽神经、迷走神经、舌下神经、副神经及交感神经干等穿过，还有颈深淋巴结上群，咽部炎症可以感染此间隙

（3）咽的淋巴组织：咽黏膜下淋巴组织丰富，较大淋巴组织团块呈环状排列，称为咽淋巴环，又叫做 Waldeyer 淋巴环，主要由咽扁桃体（腺样体）、腭扁桃体、舌扁桃体、咽鼓管扁桃体、咽后壁淋巴滤泡及咽侧索等组成内环；内环淋巴流向颈部淋巴结，后者又互相交通，自成一环，称为外环，包括下颌角淋巴结、下颌下淋巴结、颏下淋巴结和咽后淋巴结等（图 1-6）。

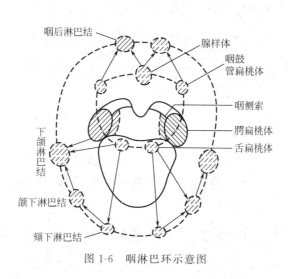

图 1-6　咽淋巴环示意图

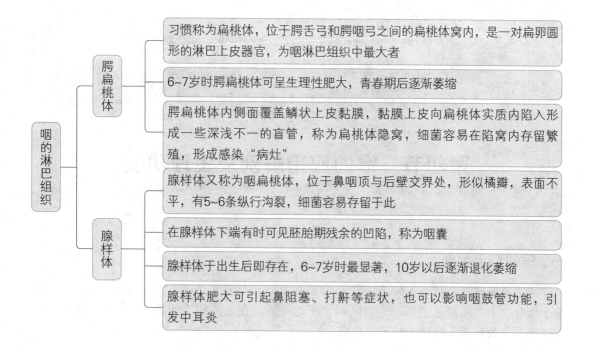

（4）咽的血管和神经

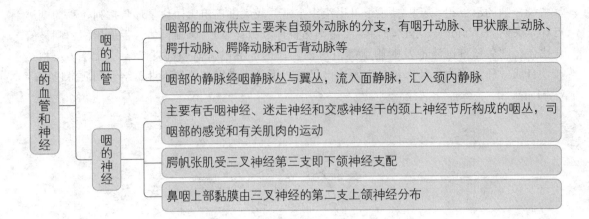

咽的血管和神经
├─ 咽的血管
│   ├─ 咽部的血液供应主要来自颈外动脉的分支，有咽升动脉、甲状腺上动脉、腭升动脉、腭降动脉和舌背动脉等
│   └─ 咽部的静脉经咽静脉丛与翼丛，流入面静脉，汇入颈内静脉
└─ 咽的神经
    ├─ 主要有舌咽神经、迷走神经和交感神经干的颈上神经节所构成的咽丛，司咽部的感觉和有关肌肉的运动
    ├─ 腭帆张肌受三叉神经第三支即下颌神经支配
    └─ 鼻咽上部黏膜由三叉神经的第二支上颌神经分布

二、咽的生理功能

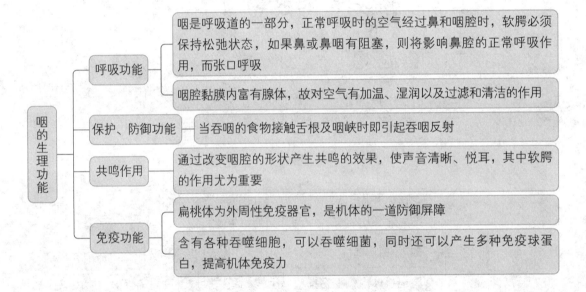

咽的生理功能
├─ 呼吸功能
│   ├─ 咽是呼吸道的一部分，正常呼吸时的空气经过鼻和咽腔时，软腭必须保持松弛状态，如果鼻或鼻咽有阻塞，则将影响鼻腔的正常呼吸作用，而张口呼吸
│   └─ 咽腔黏膜内富有腺体，故对空气有加温、湿润以及过滤和清洁的作用
├─ 保护、防御功能 ─ 当吞咽的食物接触舌根及咽峡时即引起吞咽反射
├─ 共鸣作用 ─ 通过改变咽腔的形状产生共鸣的效果，使声音清晰、悦耳，其中软腭的作用尤为重要
└─ 免疫功能
    ├─ 扁桃体为外周性免疫器官，是机体的一道防御屏障
    └─ 含有各种吞噬细胞，可以吞噬细菌，同时还可以产生多种免疫球蛋白，提高机体免疫力

第四节　喉的应用解剖及生理功能

一、喉的应用解剖

喉主要由软骨、肌肉、韧带、纤维组织和黏膜等构成，其形似锥形管腔状（图1-7），位于舌骨之下的颈前正中部，上通喉咽，下连气管，在成人相当于第3～5颈椎平面之间，女性及儿童的喉部平面位置较男性稍高。

1. 喉软骨

喉软骨主要由支架软骨和活动软骨构成。支架软骨是由不成对的单一的甲状软骨、环状软骨和会厌软骨组成。活动软骨则由成对的杓状软骨组成。

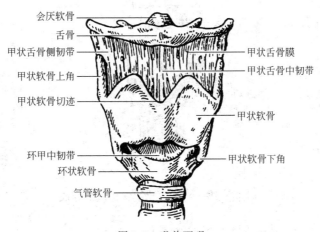

会厌软骨
舌骨
甲状舌骨侧韧带
甲状软骨上角
甲状软骨切迹
环甲中韧带
环状软骨
气管软骨
甲状舌骨膜
甲状舌骨中韧带
甲状软骨
甲状软骨下角

图 1-7　喉前面观

（1）甲状软骨

甲状软骨 —
- 甲状软骨是喉软骨中最大的一块，位于喉的正前方
- 由两侧对称的甲状软骨翼板在颈前正中线汇合组成的一个形似盾牌的向前的角，这个角就称为喉结
- 在甲状软骨上缘有一 "V" 形凹陷，称为甲状软骨切迹，是临床上识别颈前正中线的标志

（2）环状软骨

环状软骨 —
- 环状软骨上接甲状软骨，下连气管，是喉软骨中唯一完整的软骨环
- 环状软骨前部为环状软骨弓，呈环状，后部为环状软骨板，呈板状
- 环状软骨上与杓状软骨形成环杓关节，下与甲状软骨下角形成环甲关节。因此其完整性对于维持喉腔的通畅至关重要

（3）会厌软骨

会厌软骨 —
- 会厌软骨位于喉的上方，上缘游离，下端与甲状软骨前角相连
- 前面为舌面，组织疏松，易感染，后面为喉面

（4）杓状软骨

杓状软骨 —
- 杓状软骨左右各一，位于环状软骨板上缘，呈锥形，是喉软骨中唯一可活动的软骨
- 与环状软骨形成的环杓关节可使声带张开或闭合

2. 喉腔

从喉入口到环状软骨下缘之间的区域为喉腔。喉腔被声带分为三部分：声门上区、声门区、声门下区（图 1-8）。

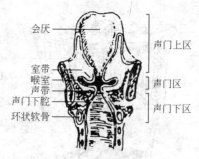

图 1-8　喉腔分区

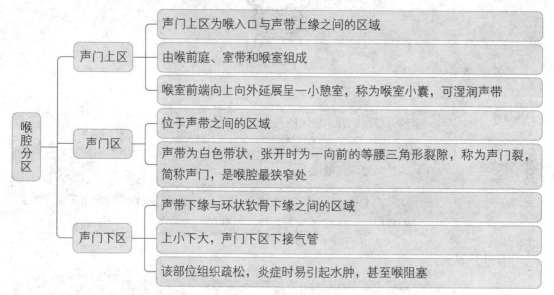

3. 喉的肌肉和韧带

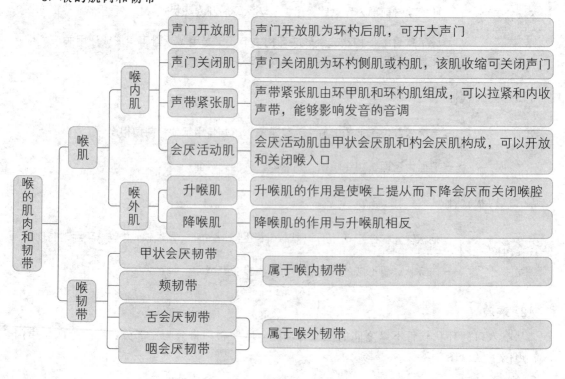

4. 喉的淋巴和神经

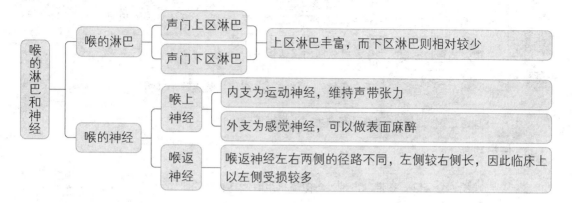

二、喉的生理功能

1. 呼吸功能

喉既是呼吸的通道，也可以对气体交换起到调节作用。

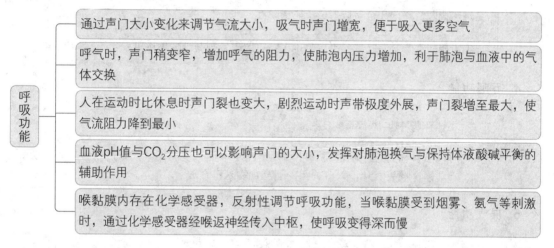

2. 发声功能

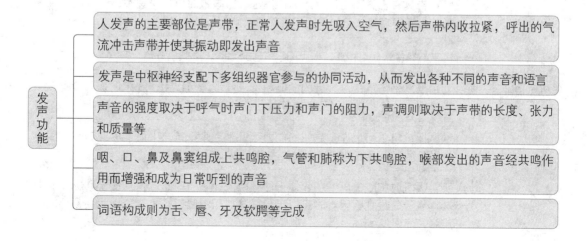

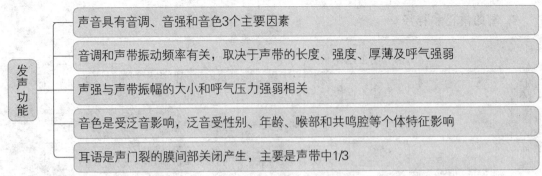

发声功能

- 声音具有音调、音强和音色3个主要因素
- 音调和声带振动频率有关，取决于声带的长度、强度、厚薄及呼气强弱
- 声强与声带振幅的大小和呼气压力强弱相关
- 音色是受泛音影响，泛音受性别、年龄、喉部和共鸣腔等个体特征影响
- 耳语是声门裂的膜间部关闭产生，主要是声带中1/3

3. 保护功能

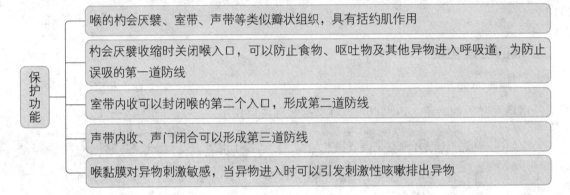

保护功能

- 喉的杓会厌襞、室带、声带等类似瓣状组织，具有括约肌作用
- 杓会厌襞收缩时关闭喉入口，可以防止食物、呕吐物及其他异物进入呼吸道，为防止误吸的第一道防线
- 室带内收可以封闭喉的第二个入口，形成第二道防线
- 声带内收、声门闭合可以形成第三道防线
- 喉黏膜对异物刺激敏感，当异物进入时可以引发刺激性咳嗽排出异物

4. 吞咽功能

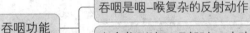

吞咽功能

- 吞咽是咽-喉复杂的反射动作
- 当食物到达下咽部时，冲动传至脑干中枢，使声门紧闭，声带拉紧，呼吸暂停，喉头上升，入口关闭，咽及食物入口开放

5. 屏气功能

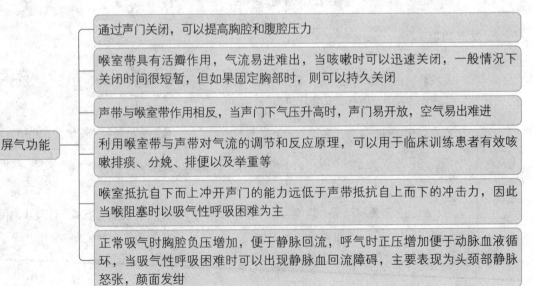

屏气功能

- 通过声门关闭，可以提高胸腔和腹腔压力
- 喉室带具有活瓣作用，气流易进难出，当咳嗽时可以迅速关闭，一般情况下关闭时间很短暂，但如果固定胸部时，则可以持久关闭
- 声带与喉室带作用相反，当声门下气压升高时，声门易开放，空气易出难进
- 利用喉室带与声带对气流的调节和反应原理，可以用于临床训练患者有效咳嗽排痰、分娩、排便以及举重等
- 喉室抵抗自下而上冲开声门的能力远低于声带抵抗自上而下的冲击力，因此当喉阻塞时以吸气性呼吸困难为主
- 正常吸气时胸腔负压增加，便于静脉回流，呼气时正压增加便于动脉血液循环，当吸气性呼吸困难时可以出现静脉血回流障碍，主要表现为头颈部静脉怒张，颜面发绀

6. 情绪表达

人的哭泣、号叫、呻吟、惊叹和大笑等均需喉的合作才能实现，仅依赖面部的表情、手势是很难实现情绪生动表达。

第五节 气管、支气管及食管的应用解剖及生理功能

一、气管、支气管的应用解剖

1. 气管

气管是由一串马蹄形透明软骨、黏膜、平滑肌和结缔组织连接而构成的管腔。

气管

- 透明软骨位于外层和黏膜下层之间，为马蹄形不完整环，占气管前2/3
- 后壁为无软骨坚实膜壁，由纤维结缔组织和平滑肌构成
- 气管上起于环状软骨下缘，相当于第6颈椎平面，下达气管隆嵴处，相当于第5胸椎上缘水平
- 气管长度及内径依年龄、性别而逐渐变长增粗，呼吸时，内径也有变化
- 气管有16~20个马蹄形软骨环，包括颈段气管与胸段气管两个部分
- 颈部气管前面被覆有皮肤、筋膜、胸骨舌骨肌、胸骨甲状肌等
- 在第2~4气管环前面，有甲状腺峡跨越
- 颈部气管长度及其位置深浅与头位有关，头前倾时，颈部气管环部分进入胸腔，位置较深
- 头后仰时，颈部有较多气管环，位置变浅，易于暴露
- 气管壁自内向外有黏膜层、黏膜下层、纤维软骨层，其外层即为纤维和肌肉层
- 气管末段最后一个气管环呈三角形突起，位于左右两侧的主支气管交角处，组成气管杈。其内形成一边缘光滑锐利的矢状嵴突，称为气管隆嵴，是左右主支气管的分界，也是支气管镜检查时定位的一个重要解剖标志

2. 支气管

结构与气管相似，由软骨环、结缔组织和平滑肌组成，支气管进入肺门后，如枝状反复分支，形成支气管树，此时分支越分越细，软骨环数目逐渐减少，软骨环也不完整。

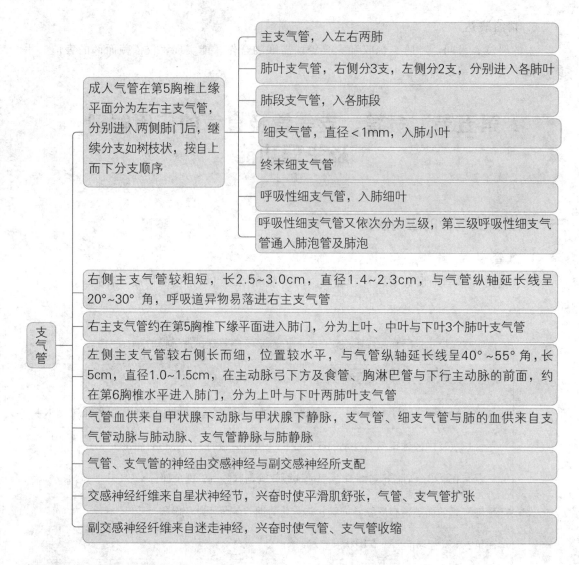

支气管

成人气管在第5胸椎上缘平面分为左右主支气管，分别进入两侧肺门后，继续分支如树枝状，按自上而下分支顺序

- 主支气管，入左右两肺
- 肺叶支气管，右侧分3支，左侧分2支，分别进入各肺叶
- 肺段支气管，入各肺段
- 细支气管，直径＜1mm，入肺小叶
- 终末细支气管
- 呼吸性细支气管，入肺细叶
- 呼吸性细支气管又依次分为三级，第三级呼吸性细支气管通入肺泡管及肺泡

右侧主支气管较粗短，长2.5~3.0cm，直径1.4~2.3cm，与气管纵轴延长线呈20°~30°角，呼吸道异物易落进右主支气管

右主支气管约在第5胸椎下缘平面进入肺门，分为上叶、中叶与下叶3个肺叶支气管

左侧主支气管较右侧长而细，位置较水平，与气管纵轴延长线呈40°~55°角，长5cm，直径1.0~1.5cm，在主动脉弓下方及食管、胸淋巴管与下行主动脉的前面，约在第6胸椎水平进入肺门，分为上叶与下叶两肺叶支气管

气管血供来自甲状腺下动脉与甲状腺下静脉，支气管、细支气管与肺的血供来自支气管动脉与肺动脉、支气管静脉与肺静脉

气管、支气管的神经由交感神经与副交感神经所支配

交感神经纤维来自星状神经节，兴奋时使平滑肌舒张，气管、支气管扩张

副交感神经纤维来自迷走神经，兴奋时使气管、支气管收缩

二、食管的应用解剖

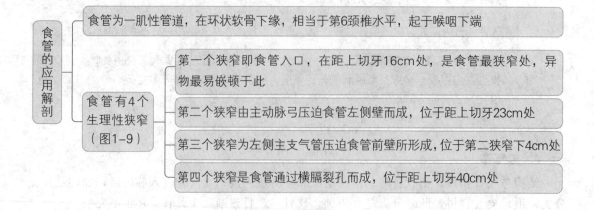

食管的应用解剖

食管为一肌性管道，在环状软骨下缘，相当于第6颈椎水平，起于喉咽下端

食管有4个生理性狭窄（图1-9）

- 第一个狭窄即食管入口，在距上切牙16cm处，是食管最狭窄处，异物最易嵌顿于此
- 第二个狭窄由主动脉弓压迫食管左侧壁而成，位于距上切牙23cm处
- 第三个狭窄为左侧主支气管压迫食管前壁所形成，位于第二狭窄下4cm处
- 第四个狭窄是食管通过横膈裂孔而成，位于距上切牙40cm处

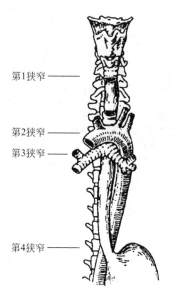

第1狭窄 ———

第2狭窄 ———
第3狭窄 ———

第4狭窄 ———

图 1-9　食管的四个生理性狭窄

三、气管、支气管的生理功能

1. 呼吸调节功能

气管、支气管不仅是吸入氧气、呼出二氧化碳和进行气体交换的主要通道，而且具有调节呼吸的功能。

呼吸调节功能	吸气时，气管、支气管扩张，引起位于气管、支气管内平滑肌中感受器兴奋，冲动由迷走神经传入纤维传至延髓呼吸中枢，抑制吸气中枢，使吸气停止，转为呼气
	气管、支气管缩小，对感受器的刺激减弱，减少了对吸气中枢的抑制，于是吸气中枢又逐渐处于兴奋状态，又开始一次呼吸周期
	吸气时由于气管、支气管管腔增宽，胸廓扩张和膈肌下降，呼吸道内压力低于外界压力，有利于气体吸入
	呼气时，呼吸道内压力高于外界，将气体排出

2. 清洁功能

清洁功能	呼吸道的清洁作用，主要依靠气管、支气管内纤毛和黏液的协同作用
	气管、支气管的黏膜为假复层纤毛柱状上皮，其表面有黏液层
	正常情况下气道每天分泌100~200ml的黏液形成黏液层，以保持呼吸道黏膜湿润，维持纤毛正常运动
	呼气时，呼吸道内压力高于外界，将气体排出
	感染或吸入有害气体影响黏液分泌或损害纤毛运动时，均可影响呼吸道的清洁功能

3. 免疫功能

免疫功能	呼吸道含有各种参与体液免疫相关的球蛋白，包括IgA、IgG、IgM和IgE，其中IgA最多，主要是分泌性IgA
	呼吸道细胞免疫主要是产生各种淋巴因子，例如巨噬细胞移动抑制因子、巨噬细胞活化因子、淋巴毒素、转移因子和趋化因子等
	溶菌酶可以溶解杀死细菌。补体被抗原抗体复合物激活后，有溶菌、杀菌和灭活病毒作用

4. 防御性咳嗽反射

防御性咳嗽反射	气管、支气管黏膜下富含感觉传入神经末梢，主要来自迷走神经，机械性或化学性刺激沿此神经传入延髓，再经传出神经支配声门及呼吸肌，引起咳嗽反射
	咳嗽时先做深吸气，继而关闭声门，并且发生强烈的呼气动作，同时肋间肌、腹肌收缩，膈肌上升，胸腔缩小，肺内压、胸腔内压升高，继之声门突然开放，呼吸道内气体迅速咳出，将呼吸道内异物与分泌物排出，维持呼吸道通畅
	当突然吸入冷空气及刺激性化学气体时，可以反射性引起呼吸暂停，声门关闭和支气管平滑肌收缩的屏气反射，使有害气体不易进入，继而保持下呼吸道不受伤害

四、食管的生理功能

食管的生理功能	作为摄入物质的通道，能够将咽下的食团和液体运送到胃，并且能够阻止反流（有必要呕吐时除外）
	食管具有分泌功能，但无吸收功能
	食管壁黏膜下层有黏液腺分泌黏液，可以起润滑保护作用
	食管下段黏液腺、混合腺更丰富，分泌更多黏液以保护食管黏膜免受反流胃液的刺激和损害

第二章

耳鼻喉科护理基础

第一节 耳鼻喉科患者检查

一、检查者和被检查者的位置

检查者和被检查者的位置

- 被检查者多选择坐位，检查鼻腔、咽腔及喉腔时，被检查者与检查者相对而坐，身体稍向前倾（图2-1）
- 检查耳部时，被检查者应当侧坐，将患耳对着检查者
- 在检查过程中，应当根据需要调整被检查者的头位及身体的高低
- 小儿不能配合时，应当由家长或医护人员将小儿抱持，双腿夹住患儿双下肢，左手环抱患儿的上肢和身体，右手固定额头部，注意动作要轻柔

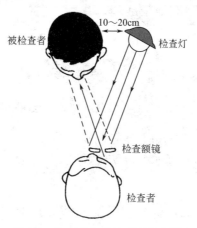

图 2-1 检查者和被检查者的位置

二、检查常用器械和设备

由于耳鼻咽喉的器官部位深在，孔小洞曲，不易直视。所以，检查时需要良好的照明和专用的检查器械和设备。

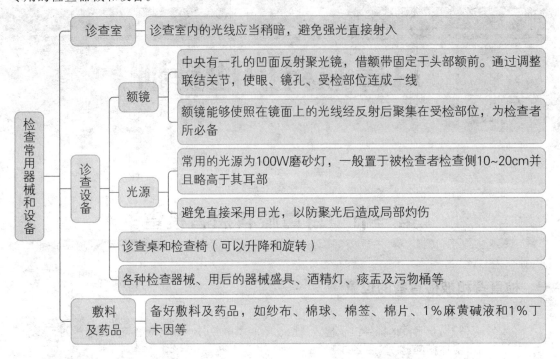

- 检查常用器械和设备
  - 诊查室 — 诊查室内的光线应当稍暗，避免强光直接射入
  - 诊查设备
    - 额镜
      - 中央有一孔的凹面反射聚光镜，借额带固定于头部额前。通过调整联结关节，使眼、镜孔、受检部位连成一线
      - 额镜能够使照在镜面上的光线经反射后聚集在受检部位，为检查者所必备
    - 光源
      - 常用的光源为100W磨砂灯，一般置于被检查者检查侧10~20cm并且略高于其耳部
      - 避免直接采用日光，以防聚光后造成局部灼伤
    - 诊查桌和检查椅（可以升降和旋转）
    - 各种检查器械、用后的器械盛具、酒精灯、痰盂及污物桶等
  - 敷料及药品 — 备好敷料及药品，如纱布、棉球、棉签、棉片、1%麻黄碱液和1%丁卡因等

三、耳科检查

1. 耳郭及耳周检查

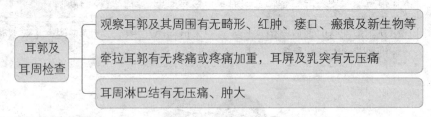

- 耳郭及耳周检查
  - 观察耳郭及其周围有无畸形、红肿、瘘口、瘢痕及新生物等
  - 牵拉耳郭有无疼痛或疼痛加重，耳屏及乳突有无压痛
  - 耳周淋巴结有无压痛、肿大

2. 外耳道及鼓膜检查

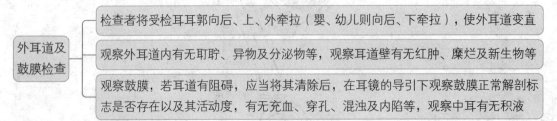

- 外耳道及鼓膜检查
  - 检查者将受检耳耳郭向后、上、外牵拉（婴、幼儿则向后、下牵拉），使外耳道变直
  - 观察外耳道内有无耵聍、异物及分泌物等，观察耳道壁有无红肿、糜烂及新生物等
  - 观察鼓膜，若耳道有阻碍，应当将其清除后，在耳镜的导引下观察鼓膜正常解剖标志是否存在以及其活动度，有无充血、穿孔、混浊及内陷等，观察中耳有无积液

3. 咽鼓管功能检查

咽鼓管功能障碍与许多中耳疾病的发生、发展及预后有关。咽鼓管功能检查主要检查咽鼓管的通气功能。常用的方法有捏鼻吞咽法、捏鼻鼓气法、波利策法和导管吹张法等。上述方法主要适用于鼓膜完整，无上呼吸道急性炎症的患者。鼻腔及鼻咽腔有脓液者禁用。

咽鼓管功能检查

- 捏鼻吞咽法
  - 将两端带橄榄头的听诊管分别放入检查者和被检查者的外耳道内，让被检查者捏鼻吞咽，检查者可听到轻柔的"嘘嘘"声。此时也可通过耳镜观察鼓膜向外运动，均表示咽鼓管功能正常

- 捏鼻鼓气法
  - 被检查者捏鼻、闭口并用力呼气，此时检查者可以从听诊管里听到鼓膜的震动声或看到鼓膜向外运动，则表示咽鼓管功能正常
  - 此法通过咽鼓管达中耳腔的气流多于捏鼻吞咽法

- 波利策法
  - 此方法适用于检查和治疗
  - 被检查者含半口水，检查者将波氏球前端的橄榄头置入被检查者同一侧的前鼻孔，同时压紧对侧鼻孔，嘱被检查者将水咽下的同时迅速挤压波氏球，可以听到内耳鼓膜震动声，表示正常
  - 此法适用于咽鼓管功能较差的患者或小儿，也可以用于治疗咽鼓管功能不良

- 导管吹张法
  - 此方法适用于检查，也适用于分泌性中耳炎的治疗
  - 被检查者清理鼻腔，检查者用1%麻黄碱收缩鼻腔黏膜，用1%丁卡因麻醉鼻腔及鼻咽黏膜
  - 选择适宜的咽鼓管导管，前端弯头向下，沿一侧鼻底缓缓伸入抵达鼻咽后壁时（图2-2），将导管外旋90°后稍作后拉（图2-3），这时导管前端越过咽鼓管圆枕进入咽鼓管咽口
  - 固定导管，连接橡皮球，轻轻打气。若检查者从连接的听诊管能听到轻柔的"呼、呼"声时，表示咽鼓管功能正常
  - 操作时，要注意向导管打气不可用力，防止鼓膜损伤
  - 吹张完毕，将咽鼓管导管前端朝下方旋转，顺势缓缓退出（图2-4）

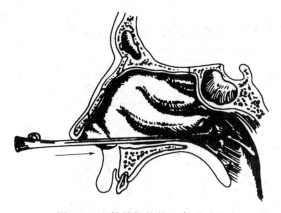

图2-2 咽鼓管导管伸入鼻咽后壁

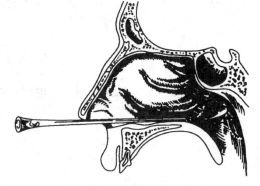

图2-3 咽鼓管导管外旋90°

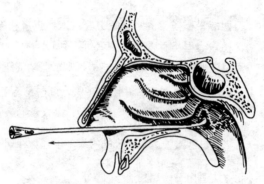

图 2-4　咽鼓管导管缓缓退出

4. 听力检查

临床听力检查分为主观测听法和客观测听法两大类。

（1）主观测听法

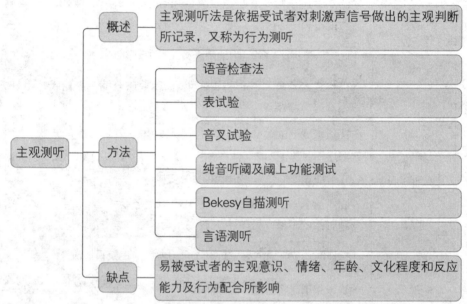

（2）客观测听法

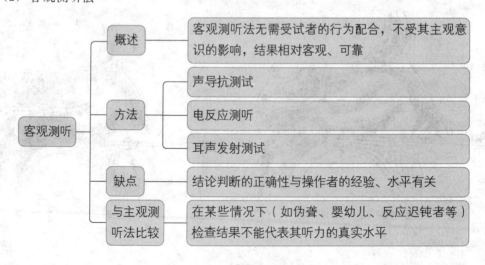

本节主要介绍音叉试验、电反应测听和声导抗测试。

音叉试验是门诊最常用的基本听力检查法，是初步判断耳聋是传导性还是感音神经性聋，验证电测听结果的正确性，但是不能判断听力损失的程度，其检查方法有3种，根据不同情况可以选择不同检查方法。

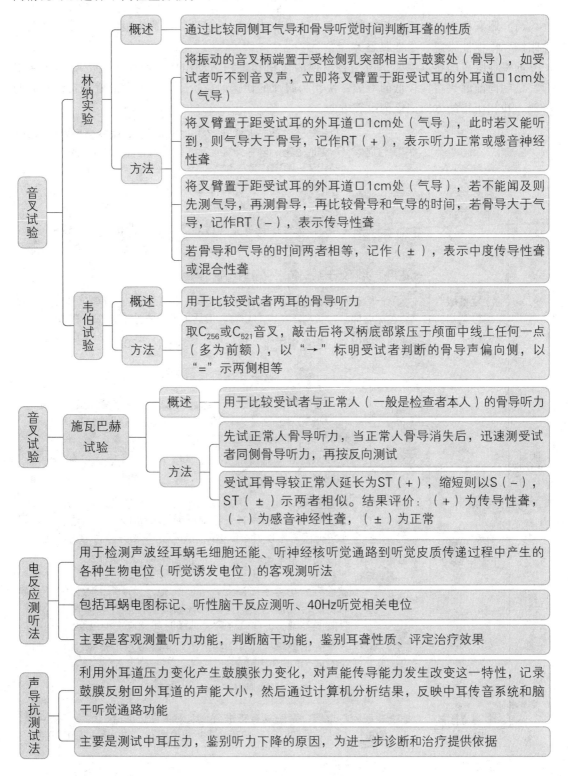

音叉试验

林纳实验

概述：通过比较同侧耳气导和骨导听觉时间判断耳聋的性质

方法：

将振动的音叉柄端置于受检侧乳突部相当于鼓窦处（骨导），如受试者听不到音叉声，立即将叉臂置于距受试耳的外耳道口1cm处（气导）

将叉臂置于距受试耳的外耳道口1cm处（气导），此时若又能听到，则气导大于骨导，记作RT（+），表示听力正常或感音神经性聋

将叉臂置于距受试耳的外耳道口1cm处（气导），若不能闻及则先测气导，再测骨导，再比较骨导和气导的时间，若骨导大于气导，记作RT（－），表示传导性聋

若骨导和气导的时间两者相等，记作（±），表示中度传导性聋或混合性聋

韦伯试验

概述：用于比较受试者两耳的骨导听力

方法：取C256或C521音叉，敲击后将叉柄底部紧压于颅面中线上任何一点（多为前额），以"→"标明受试者判断的骨导声偏向侧，以"="示两侧相等

音叉试验

施瓦巴赫试验

概述：用于比较受试者与正常人（一般是检查者本人）的骨导听力

方法：

先试正常人骨导听力，当正常人骨导消失后，迅速测受试者同侧骨导听力，再按反向测试

受试耳骨导较正常人延长为ST（+），缩短则以S（－），ST（±）示两者相似。结果评价：（+）为传导性聋，（－）为感音神经性聋，（±）为正常

电反应测听法

用于检测声波经耳蜗毛细胞还能、听神经核听觉通路到听觉皮质传递过程中产生的各种生物电位（听觉诱发电位）的客观测听法

包括耳蜗电图标记、听性脑干反应测听、40Hz听觉相关电位

主要是客观测量听力功能，判断脑干功能，鉴别耳聋性质、评定治疗效果

声导抗测试法

利用外耳道压力变化产生鼓膜张力变化，对声能传导能力发生改变这一特性，记录鼓膜反射回外耳道的声能大小，然后通过计算机分析结果，反映中耳传音系统和脑干听觉通路功能

主要是测试中耳压力，鉴别听力下降的原因，为进一步诊断和治疗提供依据

5. 前庭功能检查

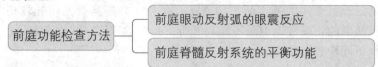

（1）眼震检查：眼震是眼球的一种不随意节律性往返运动，简称为眼震。主要包括前庭性眼震、中枢性眼震、眼性眼震等。

前庭性眼震的特点主要是由交替出现的慢相和快相运动组成。慢相由前庭受刺激所引起，是朝向前庭兴奋性较低的一侧；快相为眼球的快速回位运动，是朝向前庭兴奋性较高的一侧。快相所指的方向记录为眼震方向。

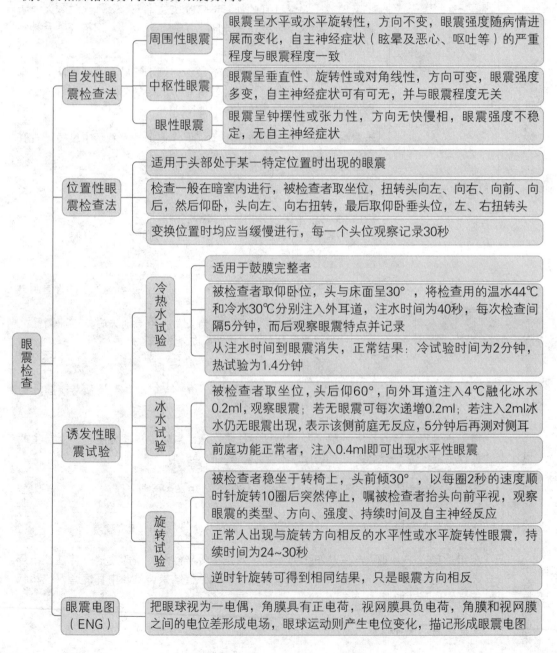

（2）平衡功能检查：平衡功能检查是评估前庭脊髓反射、本体感觉及小脑平衡和协调功能的检查方法。

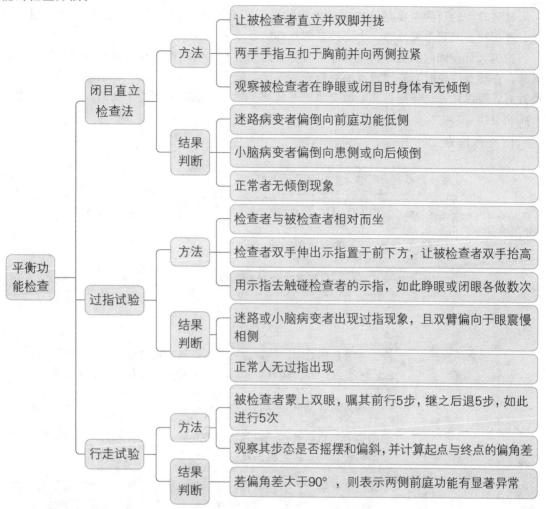

6. 影像学检查

影像学检查是耳部疾病重要的辅助检查手段。

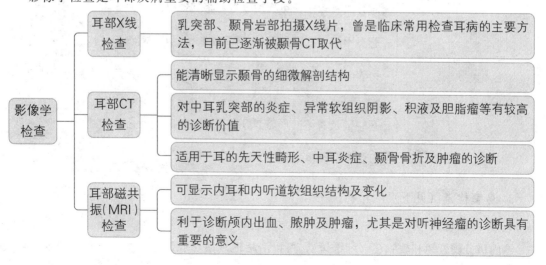

四、鼻科检查

鼻科检查的目的主要是研究症状出现的原因，为鼻病的诊断治疗和护理提供依据。因此，鼻部检查既要重视局部，也要注意邻近部位及全身状况。

护理人员在询问病史时，应当注意听患者的发音有无闭塞性或开放性鼻音，呼气是否有臭味。在检查体位时，要使患者面对检查者端坐，腰靠检查椅背，上身稍前倾。不合作小儿检查时，可以让家长怀抱患儿，两腿将患儿腿部夹紧，一手将头固定于胸前，另一手抱住两上肢和身体。

1. 外鼻检查

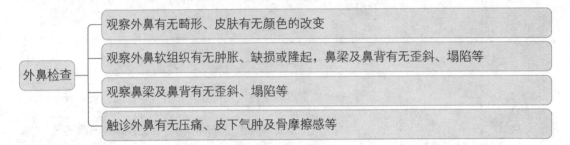

外鼻检查
- 观察外鼻有无畸形、皮肤有无颜色的改变
- 观察外鼻软组织有无肿胀、缺损或隆起，鼻梁及鼻背有无歪斜、塌陷等
- 观察鼻梁及鼻背有无歪斜、塌陷等
- 触诊外鼻有无压痛、皮下气肿及骨摩擦感等

2. 鼻腔检查

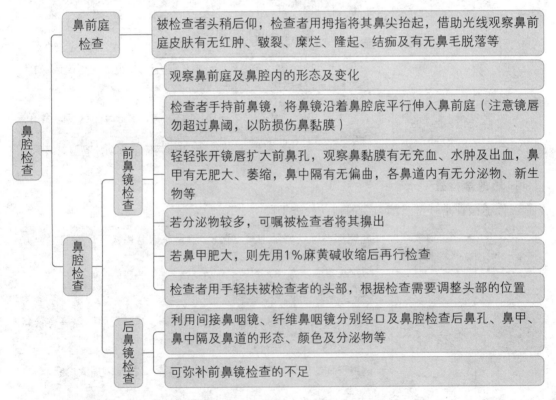

鼻腔检查
- 鼻前庭检查
  - 被检查者头稍后仰，检查者用拇指将其鼻尖抬起，借助光线观察鼻前庭皮肤有无红肿、皲裂、糜烂、隆起、结痂及有无鼻毛脱落等
- 鼻腔检查
  - 前鼻镜检查
    - 观察鼻前庭及鼻腔内的形态及变化
    - 检查者手持前鼻镜，将鼻镜沿着鼻腔底平行伸入鼻前庭（注意镜唇勿超过鼻阈，以防损伤鼻黏膜）
    - 轻轻张开镜唇扩大前鼻孔，观察鼻黏膜有无充血、水肿及出血，鼻甲有无肥大、萎缩，鼻中隔有无偏曲，各鼻道内有无分泌物、新生物等
    - 若分泌物较多，可嘱被检查者将其擤出
    - 若鼻甲肥大，则先用1%麻黄碱收缩后再行检查
    - 检查者用手轻扶被检查者的头部，根据检查需要调整头部的位置
  - 后鼻镜检查
    - 利用间接鼻咽镜、纤维鼻咽镜分别经口及鼻腔检查后鼻孔、鼻甲、鼻中隔及鼻道的形态、颜色及分泌物等
    - 可弥补前鼻镜检查的不足

3. 鼻窦检查（见下页图）

4. 鼻内镜检查

鼻内镜分硬管镜和软管镜（纤维镜），可以清晰地观察鼻腔深部、鼻窦开口、鼻咽及鼻窦

的细微病变，还可发现鼻腔深部出血位置及早期肿瘤，并且可以在直视下取活组织检查等。

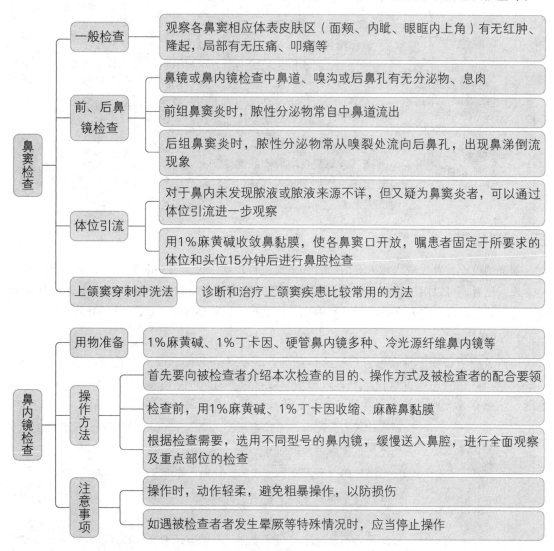

鼻窦检查
- **一般检查**——观察各鼻窦相应体表皮肤区（面颊、内眦、眼眶内上角）有无红肿、隆起，局部有无压痛、叩痛等
- **前、后鼻镜检查**
  - 鼻镜或鼻内镜检查中鼻道、嗅沟或后鼻孔有无分泌物、息肉
  - 前组鼻窦炎时，脓性分泌物常自中鼻道流出
  - 后组鼻窦炎时，脓性分泌物常从嗅裂处流向后鼻孔，出现鼻涕倒流现象
- **体位引流**
  - 对于鼻内未发现脓液或脓液来源不详，但又疑为鼻窦炎者，可以通过体位引流进一步观察
  - 用1%麻黄碱收敛鼻黏膜，使各鼻窦口开放，嘱患者固定于所要求的体位和头位15分钟后进行鼻腔检查
- **上颌窦穿刺冲洗法**——诊断和治疗上颌窦疾患比较常用的方法

鼻内镜检查
- **用物准备**——1%麻黄碱、1%丁卡因、硬管鼻内镜多种、冷光源纤维鼻内镜等
- **操作方法**
  - 首先要向被检查者介绍本次检查的目的、操作方式及被检查者的配合要领
  - 检查前，用1%麻黄碱、1%丁卡因收缩、麻醉鼻黏膜
  - 根据检查需要，选用不同型号的鼻内镜，缓慢送入鼻腔，进行全面观察及重点部位的检查
- **注意事项**
  - 操作时，动作轻柔，避免粗暴操作，以防损伤
  - 如遇被检查者者发生晕厥等特殊情况时，应当停止操作

5. 鼻功能检查

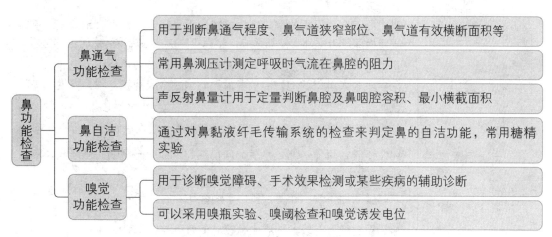

鼻功能检查
- **鼻通气功能检查**
  - 用于判断鼻通气程度、鼻气道狭窄部位、鼻气道有效横断面积等
  - 常用鼻测压计测定呼吸时气流在鼻腔的阻力
  - 声反射鼻量计用于定量判断鼻腔及鼻咽腔容积、最小横截面积
- **鼻自洁功能检查**——通过对鼻黏液纤毛传输系统的检查来判定鼻的自洁功能，常用糖精实验
- **嗅觉功能检查**
  - 用于诊断嗅觉障碍、手术效果检测或某些疾病的辅助诊断
  - 可以采用嗅瓶实验、嗅阈检查和嗅觉诱发电位

6. 影像学检查

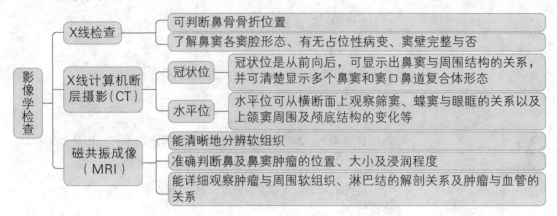

- 影像学检查
  - X线检查
    - 可判断鼻骨骨折位置
    - 了解鼻窦各窦腔形态、有无占位性病变、窦壁完整与否
  - X线计算机断层摄影（CT）
    - 冠状位
      - 冠状位是从前向后，可显示出鼻窦与周围结构的关系，并可清楚显示多个鼻窦和窦口鼻道复合体形态
    - 水平位
      - 水平位可从横断面上观察筛窦、蝶窦与眼眶的关系以及上颌窦周围及颅底结构的变化等
  - 磁共振成像（MRI）
    - 能清晰地分辨软组织
    - 准确判断鼻及鼻窦肿瘤的位置、大小及浸润程度
    - 能详细观察肿瘤与周围软组织、淋巴结的解剖关系及肿瘤与血管的关系

五、咽科检查

咽部的检查，首先应当对患者的面容和表情进行观察，因为有些咽部的疾病可以出现特殊的表现。然后，可以用压舌板、间接鼻咽镜及间接喉镜等进行口咽、鼻咽及喉咽部的仔细检查。对于某些患者，需要进一步行鼻咽内镜、纤维喉镜、硬性喉镜、CT以及MRI等检查。

1. 口咽检查

检查者应当按顺序检查患者口腔及口咽部，观察牙、牙龈、硬腭、舌及口底有无出血、溃疡及肿块。然后用压舌板轻压患者舌前2/3处，使舌背低下，观察咽部的形态变化和黏膜色泽。注意有无充血、肿胀、隆起、干燥、脓痂、溃疡、假膜或者异物等病变。

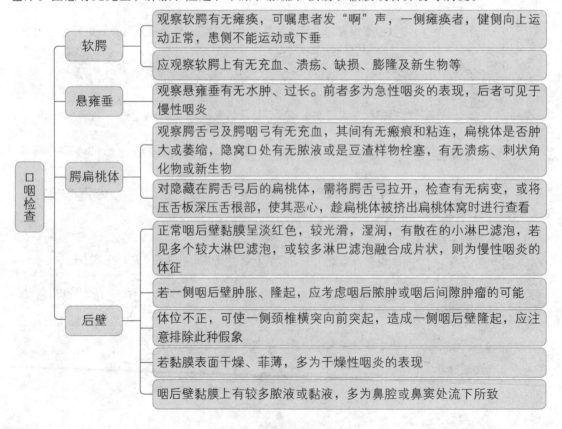

- 口咽检查
  - 软腭
    - 观察软腭有无瘫痪，可嘱患者发"啊"声，一侧瘫痪者，健侧向上运动正常，患侧不能运动或下垂
    - 应观察软腭上有无充血、溃疡、缺损、膨隆及新生物等
  - 悬雍垂
    - 观察悬雍垂有无水肿、过长。前者多为急性咽炎的表现，后者可见于慢性咽炎
  - 腭扁桃体
    - 观察腭舌弓及腭咽弓有无充血，其间有无瘢痕和粘连，扁桃体是否肿大或萎缩，隐窝口处有无脓液或是豆渣样物栓塞，有无溃疡、刺状角化物或新生物
    - 对隐藏在腭舌弓后的扁桃体，需将腭舌弓拉开，检查有无病变，或将压舌板深压舌根部，使其恶心，趁扁桃体被挤出扁桃体窝时进行查看
  - 后壁
    - 正常咽后壁黏膜呈淡红色，较光滑，湿润，有散在的小淋巴滤泡，若见多个较大淋巴滤泡，或较多淋巴滤泡融合成片状，则为慢性咽炎的体征
    - 若一侧咽后壁肿胀、隆起，应考虑咽后脓肿或咽后间隙肿瘤的可能
    - 体位不正，可使一侧颈椎横突向前突起，造成一侧咽后壁隆起，应注意排除此种假象
    - 若黏膜表面干燥、菲薄，多为干燥性咽炎的表现
    - 咽后壁黏膜上有较多脓液或黏液，多为鼻腔或鼻窦处流下所致

2. 鼻咽检查

鼻咽检查

- 鼻咽部的检查临床上常用间接鼻咽镜（后鼻镜）（图2-5）
- 检查时应按顺序观察软腭背面、鼻中隔后缘、后鼻孔、各鼻道及鼻甲后端，右侧咽鼓管咽口、圆枕、咽隐窝、鼻咽顶部及腺样体，左侧咽鼓管咽口、圆枕、咽隐窝等结构
- 观察有无黏膜充血、粗糙、出血、溃疡、新生物等
- 咽隐窝是鼻咽癌的好发部位，咽隐窝饱满常是鼻咽癌早期特征之一

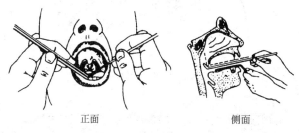

正面　　　　　　　　　侧面

图 2-5　间接鼻咽镜

3. 喉咽检查

喉咽检查

- 利用间接或直接喉镜进行喉咽检查，间接喉镜检查法为最简便和常用的方法
- 检查时首先见到舌根部及其轮廓乳头、舌盲孔、舌扁桃体、舌根静脉等，其次为会厌及其舌面的会厌谷，最后检查喉咽各壁
- 会厌呈叶片状，覆盖其上的黏膜薄而呈灰白色，分布的血管清晰可见，两侧各有一黏膜皱襞，即构会厌皱襞，其后两侧各有一梨状窝
- 应注意检查舌扁桃体是否肥大，会厌有无充血水肿及肿块、囊肿或异物（尤其是会厌谷），梨状窝有无积液，喉咽各壁有无溃疡、肉芽组织、新生物或异常肿块等
- 除了间接鼻咽镜、间接喉镜外，纤维鼻咽镜、纤维喉镜、内镜以及CT、MRI等对咽部病变的诊断也非常重要

六、喉科检查

1. 喉的外部检查

喉的外部检查

- 观察局部皮肤有无损伤、淤血，喉部外形、喉体大小、位置及左右是否对称
- 触及局部有无肿胀、疼痛及颈部有无淋巴结肿大或皮下气肿等
- 向两侧推移喉体，正常时喉体的活动良好，并可触到喉关节的摩擦感

2. 间接喉镜检查

间接喉镜检查法，如图 2-6 所示。此法是沿用已久、最常用而简便的检查方法，适用于喉部及喉咽的检查。

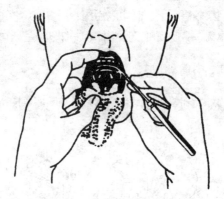

图 2-6　间接喉镜检查法

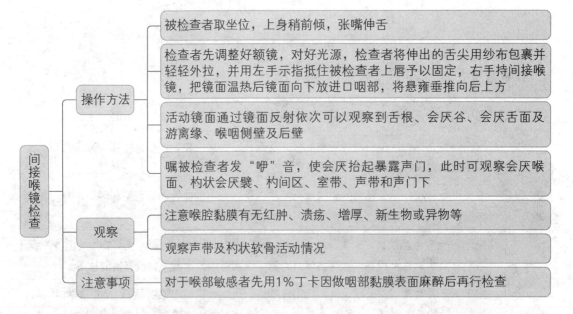

间接喉镜检查

- 操作方法
  - 被检查者取坐位，上身稍前倾，张嘴伸舌
  - 检查者先调整好额镜，对好光源，检查者将伸出的舌尖用纱布包裹并轻轻外拉，并用左手示指抵住被检查者上唇予以固定，右手持间接喉镜，把镜面温热后镜面向下放进口咽部，将悬雍垂推向后上方
  - 活动镜面通过镜面反射依次可以观察到舌根、会厌谷、会厌舌面及游离缘、喉咽侧壁及后壁
  - 嘱被检查者发"咿"音，使会厌抬起暴露声门，此时可观察会厌喉面、杓状会厌襞、杓间区、室带、声带和声门下
- 观察
  - 注意喉腔黏膜有无红肿、溃疡、增厚、新生物或异物等
  - 观察声带及杓状软骨活动情况
- 注意事项
  - 对于喉部敏感者先用1%丁卡因做咽部黏膜表面麻醉后再行检查

3. 纤维喉镜和电子喉镜检查

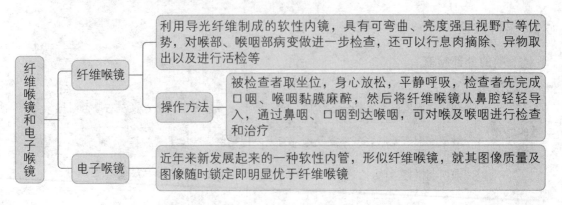

纤维喉镜和电子喉镜

- 纤维喉镜
  - 利用导光纤维制成的软性内镜，具有可弯曲、亮度强且视野广等优势，对喉部、喉咽部病变做进一步检查，还可以行息肉摘除、异物取出以及进行活检等
  - 操作方法
    - 被检查者取坐位，身心放松，平静呼吸，检查者先完成口咽、喉咽黏膜麻醉，然后将纤维喉镜从鼻腔轻轻导入，通过鼻咽、口咽到达喉咽，可对喉及喉咽进行检查和治疗
- 电子喉镜
  - 近年来新发展起来的一种软性内管，形似纤维喉镜，就其图像质量及图像随时锁定即明显优于纤维喉镜

4. 直接喉镜检查

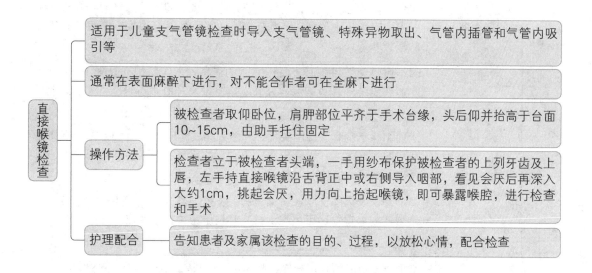

直接喉镜检查

- 适用于儿童支气管镜检查时导入支气管镜、特殊异物取出、气管内插管和气管内吸引等
- 通常在表面麻醉下进行，对不能合作者可在全麻下进行
- 操作方法
  - 被检查者取仰卧位，肩胛部位平齐于手术台缘，头后仰并抬高于台面10~15cm，由助手托住固定
  - 检查者立于被检查者头端，一手用纱布保护被检查者的上列牙齿及上唇，左手持直接喉镜沿舌背正中或右侧导入咽部，看见会厌后再深入大约1cm，挑起会厌，用力向上抬起喉镜，即可暴露喉腔，进行检查和手术
- 护理配合：告知患者及家属该检查的目的、过程，以放松心情，配合检查

5. 喉的影像学检查

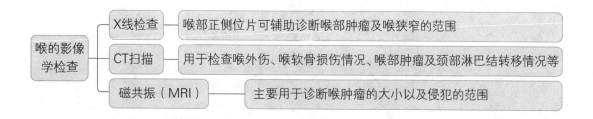

喉的影像学检查

- X线检查——喉部正侧位片可辅助诊断喉部肿瘤及喉狭窄的范围
- CT扫描——用于检查喉外伤、喉软骨损伤情况、喉部肿瘤及颈部淋巴结转移情况等
- 磁共振（MRI）——主要用于诊断喉肿瘤的大小以及侵犯的范围

第二节　耳鼻喉科常规护理

一、耳科患者手术前后常规护理

耳科手术主要包括耳前瘘管摘除术、乳突根治术、鼓膜修补术、鼓室成形术、人工镫骨植入术、电子耳蜗植入术、颞骨切除术、面神经手术及侧颅底手术等，常规护理如下。

1. 术前常规护理

- **术前常规护理**
  - **心理护理**
    - 了解患者的心理状态，有针对性地向患者介绍手术的目的和意义，说明术中可能出现的情况，如何配合，术后的注意事项，使患者有充分的思想准备
  - **耳部准备**
    - 对于慢性化脓性中耳炎耳内有脓的患者，入院后根据医嘱予3%双氧水溶液清洗外耳道脓液，并滴入抗生素滴耳液，每日3~4次，初步清洁耳道
    - 术前剃除患侧耳郭周围头发，一般为距发际5~6cm，如果患者行侧颅底或前颅底手术，则备皮范围更大，如果患者行耳前瘘管切除术，则备皮范围可适当减小
    - 清洁耳郭及周围皮肤，将女患者头发梳理整齐，术侧头发结成贴发三股辫，如为短发，可用凡士林将其粘于旁边，或用皮筋扎起，以免污染术野
    - 需植皮取脂肪者，应根据医嘱备皮，备皮部位多为腹部或大腿
  - **一般准备**
    - 术前检查各项检验报告是否齐全，检验结果是否正常，有无手术禁忌证，及时与主管医生沟通，以保证手术安全
    - 各项必要的辅助检查要齐全，包括听功能、前庭功能、颞骨CT或MRI、面神经功能检查等
    - 根据患者的病情需要完成药物皮肤敏感试验
    - 预计术中可能输血者，应做好定血型和交叉配血试验
    - 术前一日沐浴、剪指（趾）甲，做好个人卫生工作
    - 术前晚可根据医嘱服镇静剂，以便安静休息
    - 术晨更衣，局部麻醉者不穿高领内衣，全身麻醉者病服贴身穿
    - 取下所有贵重物品和首饰交与家属保管
    - 活动性义齿要取下，不涂口红和指（趾）甲油，不戴角膜接触镜
    - 按医嘱予术前用药，并做好宣教工作
    - 局麻患者术晨可进少量干食。全麻者术前至少禁食6小时
    - 术前有上呼吸道感染者，女患者月经来潮，暂缓手术
    - 术前禁烟酒及刺激性食物

2. 术后常规护理

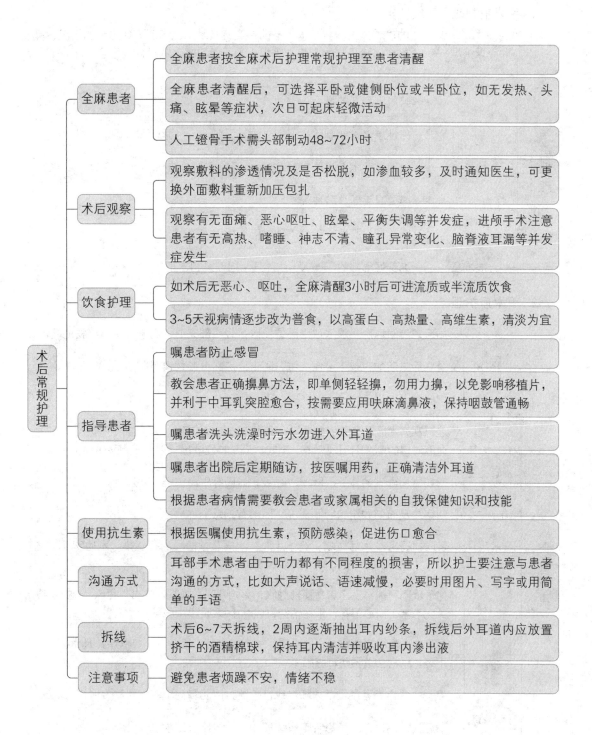

全麻患者 —
- 全麻患者按全麻术后护理常规护理至患者清醒
- 全麻患者清醒后，可选择平卧或健侧卧位或半卧位，如无发热、头痛、眩晕等症状，次日可起床轻微活动
- 人工镫骨手术需头部制动48~72小时

术后观察 —
- 观察敷料的渗透情况及是否松脱，如渗血较多，及时通知医生，可更换外面敷料重新加压包扎
- 观察有无面瘫、恶心呕吐、眩晕、平衡失调等并发症，进颅手术注意患者有无高热、嗜睡、神志不清、瞳孔异常变化、脑脊液耳漏等并发症发生

饮食护理 —
- 如术后无恶心、呕吐，全麻清醒3小时后可进流质或半流质饮食
- 3~5天视病情逐步改为普食，以高蛋白、高热量、高维生素，清淡为宜

指导患者 —
- 嘱患者防止感冒
- 教会患者正确擤鼻方法，即单侧轻轻擤，勿用力擤，以免影响移植片，并利于中耳乳突腔愈合，按需要应用呋麻滴鼻液，保持咽鼓管通畅
- 嘱患者洗头洗澡时污水勿进入外耳道
- 嘱患者出院后定期随访，按医嘱用药，正确清洁外耳道
- 根据患者病情需要教会患者或家属相关的自我保健知识和技能

使用抗生素 —
- 根据医嘱使用抗生素，预防感染，促进伤口愈合

沟通方式 —
- 耳部手术患者由于听力都有不同程度的损害，所以护士要注意与患者沟通的方式，比如大声说话、语速减慢，必要时用图片、写字或用简单的手语

拆线 —
- 术后6~7天拆线，2周内逐渐抽出耳内纱条，拆线后外耳道内应放置挤干的酒精棉球，保持耳内清洁并吸收耳内渗出液

注意事项 —
- 避免患者烦躁不安，情绪不稳

术后常规护理

二、鼻科患者手术前后常规护理

1. 手术前护理

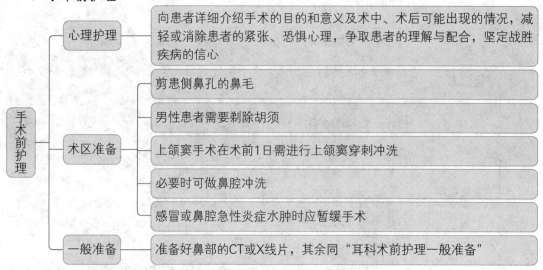

手术前护理

心理护理 —— 向患者详细介绍手术的目的和意义及术中、术后可能出现的情况，减轻或消除患者的紧张、恐惧心理，争取患者的理解与配合，坚定战胜疾病的信心

术区准备
- 剪患侧鼻孔的鼻毛
- 男性患者需要剃除胡须
- 上颌窦手术在术前1日需进行上颌窦穿刺冲洗
- 必要时可做鼻腔冲洗
- 感冒或鼻腔急性炎症水肿时应暂缓手术

一般准备 —— 准备好鼻部的CT或X线片，其余同"耳科术前护理一般准备"

2. 手术后护理

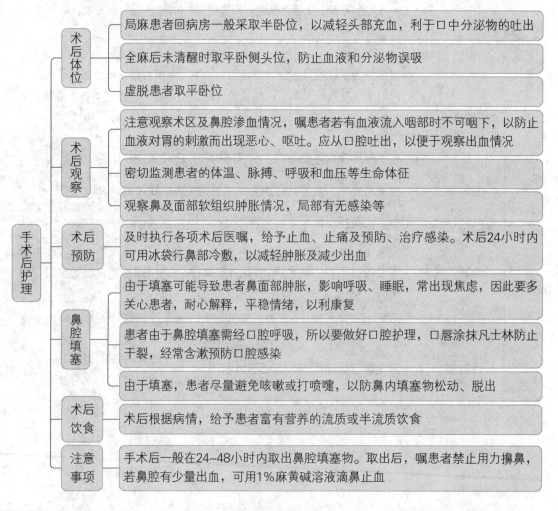

手术后护理

术后体位
- 局麻患者回病房一般采取半卧位，以减轻头部充血，利于口中分泌物的吐出
- 全麻后未清醒时取平卧侧头位，防止血液和分泌物误吸
- 虚脱患者取平卧位

术后观察
- 注意观察术区及鼻腔渗血情况，嘱患者若有血液流入咽部时不可咽下，以防止血液对胃的刺激而出现恶心、呕吐。应从口腔吐出，以便于观察出血情况
- 密切监测患者的体温、脉搏、呼吸和血压等生命体征
- 观察鼻及面部软组织肿胀情况，局部有无感染等

术后预防 —— 及时执行各项术后医嘱，给予止血、止痛及预防、治疗感染。术后24小时内可用冰袋行鼻部冷敷，以减轻肿胀及减少出血

鼻腔填塞
- 由于填塞可能导致患者鼻面部肿胀，影响呼吸、睡眠，常出现焦虑，因此要多关心患者，耐心解释，平稳情绪，以利康复
- 患者由于鼻腔填塞需经口腔呼吸，所以要做好口腔护理，口唇涂抹凡士林防止干裂，经常含漱预防口腔感染
- 由于填塞，患者尽量避免咳嗽或打喷嚏，以防鼻内填塞物松动、脱出

术后饮食 —— 术后根据病情，给予患者富有营养的流质或半流质饮食

注意事项 —— 手术后一般在24~48小时内取出鼻腔填塞物。取出后，嘱患者禁止用力擤鼻，若鼻腔有少量出血，可用1%麻黄碱溶液滴鼻止血

三、咽科患者手术前后常规护理

咽科手术包括腺样体刮除术、鼻咽纤维血管瘤摘除术、扁桃体切除术、各种治疗鼾症的手术等。常规护理如下。

1. 术前常规护理

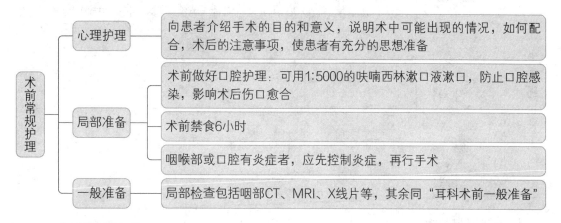

术前常规护理

- 心理护理：向患者介绍手术的目的和意义，说明术中可能出现的情况，如何配合，术后的注意事项，使患者有充分的思想准备
- 局部准备：
  - 术前做好口腔护理：可用1:5000的呋喃西林漱口液漱口，防止口腔感染，影响术后伤口愈合
  - 术前禁食6小时
  - 咽喉部或口腔有炎症者，应先控制炎症，再行手术
- 一般准备：局部检查包括咽部CT、MRI、X线片等，其余同"耳科术前一般准备"

2. 术后常规护理

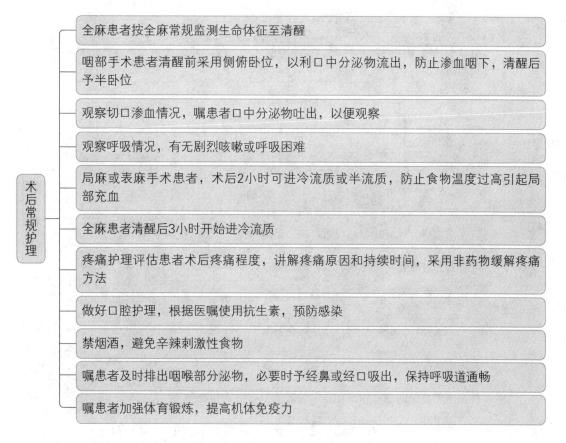

术后常规护理

- 全麻患者按全麻常规监测生命体征至清醒
- 咽部手术患者清醒前采用侧俯卧位，以利口中分泌物流出，防止渗血咽下，清醒后予半卧位
- 观察切口渗血情况，嘱患者口中分泌物吐出，以便观察
- 观察呼吸情况，有无剧烈咳嗽或呼吸困难
- 局麻或表麻手术患者，术后2小时可进冷流质或半流质，防止食物温度过高引起局部充血
- 全麻患者清醒后3小时开始进冷流质
- 疼痛护理评估患者术后疼痛程度，讲解疼痛原因和持续时间，采用非药物缓解疼痛方法
- 做好口腔护理，根据医嘱使用抗生素，预防感染
- 禁烟酒，避免辛辣刺激性食物
- 嘱患者及时排出咽喉部分泌物，必要时予经鼻或经口吸出，保持呼吸道通畅
- 嘱患者加强体育锻炼，提高机体免疫力

四、喉科患者手术前后常规护理

喉科手术包括各种喉镜检查术、声带手术、气管切开术、喉全切除术、部分喉切除术、

食管镜和支气管镜检查及异物取出术和颈部淋巴结清扫术等。常规护理如下。

1. **术前常规护理**

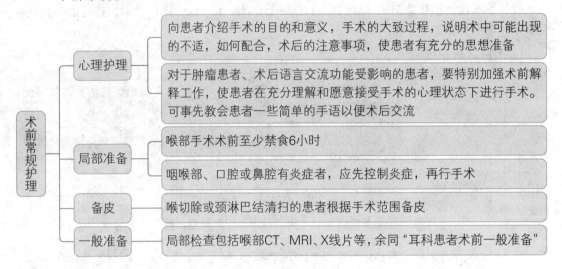

术前常规护理
- 心理护理
  - 向患者介绍手术的目的和意义，手术的大致过程，说明术中可能出现的不适，如何配合，术后的注意事项，使患者有充分的思想准备
  - 对于肿瘤患者、术后语言交流功能受影响的患者，要特别加强术前解释工作，使患者在充分理解和愿意接受手术的心理状态下进行手术。可事先教会患者一些简单的手语以便术后交流
- 局部准备
  - 喉部手术术前至少禁食6小时
  - 咽喉部、口腔或鼻腔有炎症者，应先控制炎症，再行手术
- 备皮
  - 喉切除或颈淋巴结清扫的患者根据手术范围备皮
- 一般准备
  - 局部检查包括喉部CT、MRI、X线片等，余同"耳科患者术前一般准备"

2. **术后常规护理**

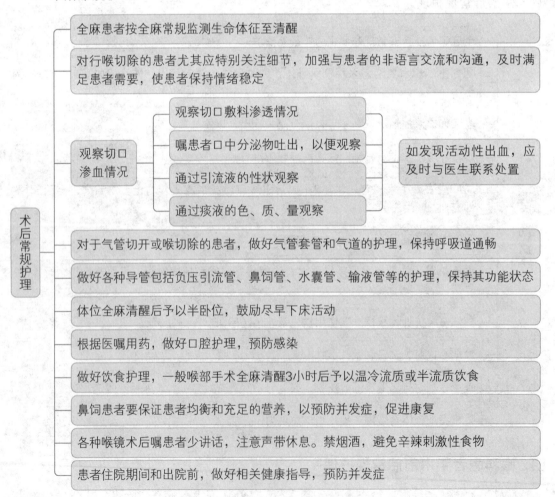

术后常规护理
- 全麻患者按全麻常规监测生命体征至清醒
- 对行喉切除的患者尤其应特别关注细节，加强与患者的非语言交流和沟通，及时满足患者需要，使患者保持情绪稳定
- 观察切口渗血情况
  - 观察切口敷料渗透情况
  - 嘱患者口中分泌物吐出，以便观察
  - 通过引流液的性状观察
  - 通过痰液的色、质、量观察
  - 如发现活动性出血，应及时与医生联系处置
- 对于气管切开或喉切除的患者，做好气管套管和气道的护理，保持呼吸道通畅
- 做好各种导管包括负压引流管、鼻饲管、水囊管、输液管等的护理，保持其功能状态
- 体位全麻清醒后予以半卧位，鼓励尽早下床活动
- 根据医嘱用药，做好口腔护理，预防感染
- 做好饮食护理，一般喉部手术全麻清醒3小时后予以温冷流质或半流质饮食
- 鼻饲患者要保证患者均衡和充足的营养，以预防并发症，促进康复
- 各种喉镜术后嘱患者少讲话，注意声带休息。禁烟酒，避免辛辣刺激性食物
- 患者住院期间和出院前，做好相关健康指导，预防并发症

第三节　耳鼻喉科常用护理操作技术

一、耳科常用护理操作技术

1. 外耳道滴药术

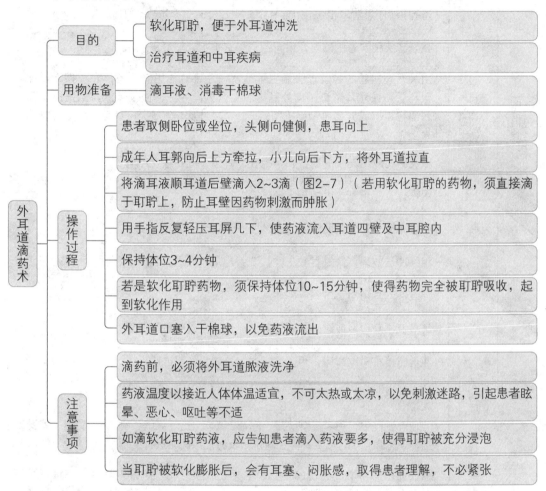

外耳道滴药术

- **目的**
  - 软化耵聍，便于外耳道冲洗
  - 治疗耳道和中耳疾病
- **用物准备** —— 滴耳液、消毒干棉球
- **操作过程**
  - 患者取侧卧位或坐位，头侧向健侧，患耳向上
  - 成年人耳郭向后上方牵拉，小儿向后下方，将外耳道拉直
  - 将滴耳液顺耳道后壁滴入2~3滴（图2-7）（若用软化耵聍的药物，须直接滴于耵聍上，防止耳壁因药物刺激而肿胀）
  - 用手指反复轻压耳屏几下，使药液流入耳道四壁及中耳腔内
  - 保持体位3~4分钟
  - 若是软化耵聍药物，须保持体位10~15分钟，使得药物完全被耵聍吸收，起到软化作用
  - 外耳道口塞入干棉球，以免药液流出
- **注意事项**
  - 滴药前，必须将外耳道脓液洗净
  - 药液温度以接近人体体温适宜，不可太热或太凉，以免刺激迷路，引起患者眩晕、恶心、呕吐等不适
  - 如滴软化耵聍药液，应告知患者滴入药液要多，使得耵聍被充分浸泡
  - 当耵聍被软化膨胀后，会有耳塞、闷胀感，取得患者理解，不必紧张

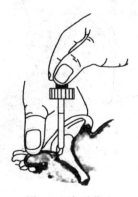

图 2-7　滴耳药法

2. 外耳道耵聍冲洗术

目的 — 清洗耳道，冲出耵聍、异物或小虫，保持耳道清洁

用物准备 — 额镜、弯盘、治疗碗、橡皮筋、塑料管、生理盐水（温）、铁棉签、棉片、纱布

操作过程

- 洗手、戴口罩、向患者做好解释工作。核对病卡，部位，做好三查七对工作

- 备齐用物，患者取坐位，用电耳镜先观察外耳道及鼓膜、耵聍栓塞、异物等情况

- 嘱患者头稍向患侧倾斜，将弯盘放于耳垂下，贴紧皮肤

- 用装有塑料管的橡皮球吸温生理盐水，左手轻拉患者耳郭，右手持橡皮球，塑料管贴住外耳道口，向外耳道后上壁方向冲洗，使水流沿着上壁进入耳道深部将耵聍或异物再带出（图2-8），冲洗反复2~3次，直至耵聍或异物冲净为止

- 冲洗时，应用左手的拇指和示指在外耳道口固定住塑料管

- 用铁棉签擦干耳道内的剩余液体

- 用纱布擦干外耳及面颊上残留的水

- 观察冲洗效果，做好宣教工作，洗手记录，处理用物

注意事项

- 棉签伸入耳道不宜过深

- 洗耳液不宜过冷或过热，以免刺激迷路，引起眩晕等不适

- 冲洗时不宜对准鼓膜，用力不宜过大，以免伤及鼓膜

- 不能直接对准耵聍或异物，以免冲入深部，更不利取出

- 若冲洗过程中，患者出现头晕、恶心、呕吐或突然耳痛，喉咙里有水（耵聍遮挡，未见穿孔），应立即停止冲洗，及时汇报医生进行处理

- 坚硬而大的耵聍、尖锐的异物、中耳炎鼓膜穿孔、急性中耳炎、急性外耳道炎、不宜作外耳道冲洗

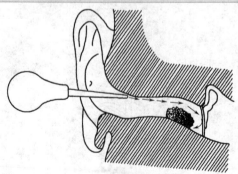

图2-8 冲洗外耳道

3. 耳周备皮术

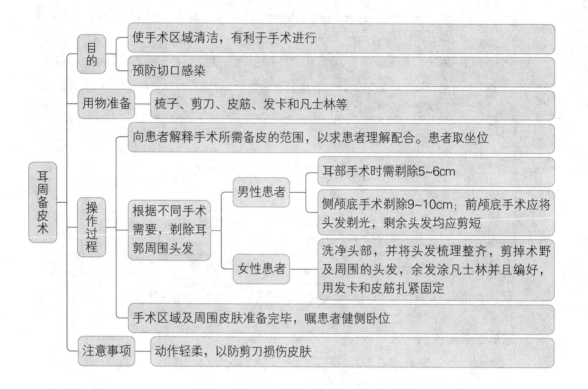

耳周备皮术

- 目的
  - 使手术区域清洁,有利于手术进行
  - 预防切口感染
- 用物准备
  - 梳子、剪刀、皮筋、发卡和凡士林等
- 操作过程
  - 向患者解释手术所需备皮的范围,以求患者理解配合。患者取坐位
  - 根据不同手术需要,剃除耳郭周围头发
    - 男性患者
      - 耳部手术时需剃除5~6cm
      - 侧颅底手术剃除9~10cm;前颅底手术应将头发剃光,剩余头发均应剪短
    - 女性患者
      - 洗净头部,并将头发梳理整齐,剪掉术野及周围的头发,余发涂凡士林并且编好,用发卡和皮筋扎紧固定
  - 手术区域及周围皮肤准备完毕,嘱患者健侧卧位
- 注意事项
  - 动作轻柔,以防剪刀损伤皮肤

4. 鼓膜穿刺术

鼓膜穿刺术示意图,如图 2-9 所示。

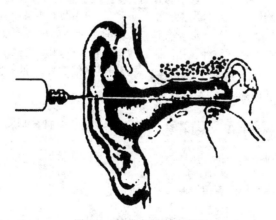

图 2-9　鼓膜穿刺术示意图

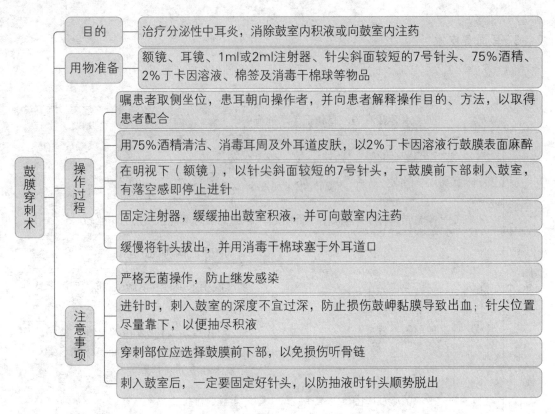

	目的	治疗分泌性中耳炎，消除鼓室内积液或向鼓室内注药
	用物准备	额镜、耳镜、1ml或2ml注射器、针尖斜面较短的7号针头、75%酒精、2%丁卡因溶液、棉签及消毒干棉球等物品
鼓膜穿刺术	操作过程	嘱患者取侧坐位，患耳朝向操作者，并向患者解释操作目的、方法，以取得患者配合
		用75%酒精清洁、消毒耳周及外耳道皮肤，以2%丁卡因溶液行鼓膜表面麻醉
		在明视下（额镜），以针尖斜面较短的7号针头，于鼓膜前下部刺入鼓室，有落空感即停止进针
		固定注射器，缓缓抽出鼓室积液，并可向鼓室内注药
		缓慢将针头拔出，并用消毒干棉球塞于外耳道口
	注意事项	严格无菌操作，防止继发感染
		进针时，刺入鼓室的深度不宜过深，防止损伤鼓岬黏膜导致出血；针尖位置尽量靠下，以便抽尽积液
		穿刺部位应选择鼓膜前下部，以免损伤听骨链
		刺入鼓室后，一定要固定好针头，以防抽液时针头顺势脱出

5. 耳部绷带加压包扎术

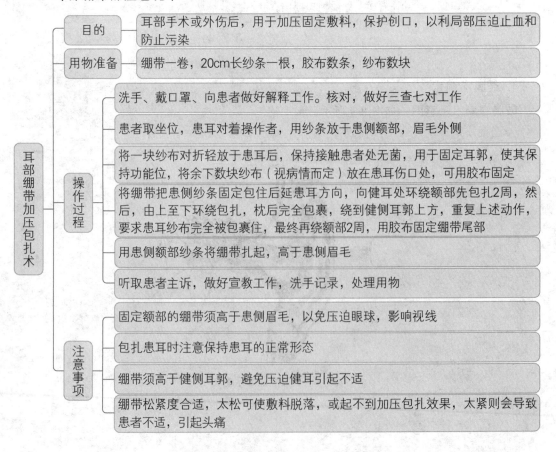

	目的	耳部手术或外伤后，用于加压固定敷料，保护创口，以利局部压迫止血和防止污染
	用物准备	绷带一卷，20cm长纱条一根，胶布数条，纱布数块
耳部绷带加压包扎术	操作过程	洗手、戴口罩、向患者做好解释工作。核对，做好三查七对工作
		患者取坐位，患耳对着操作者，用纱条放于患侧额部，眉毛外侧
		将一块纱布对折轻放于患耳后，保持接触患者处无菌，用于固定耳郭，使其保持功能位，将余下数块纱布（视病情而定）放在患耳伤口处，可用胶布固定
		将绷带把患侧纱条固定包住后延患耳方向，向健耳处环绕额部先包扎2周，然后，由上至下环绕包扎，枕后完全包裹，绕到健侧耳郭上方，重复上述动作，要求患耳纱布完全被包裹住，最终再绕额部2周，用胶布固定绷带尾部
		用患侧额部纱条将绷带扎起，高于患侧眉毛
		听取患者主诉，做好宣教工作，洗手记录，处理用物
	注意事项	固定额部的绷带须高于患侧眉毛，以免压迫眼球，影响视线
		包扎患耳时注意保持患耳的正常形态
		绷带须高于健侧耳郭，避免压迫健耳引起不适
		绷带松紧度合适，太松可使敷料脱落，或起不到加压包扎效果，太紧则会导致患者不适，引起头痛

6. 耳前瘘管、外耳道疖切开排脓术

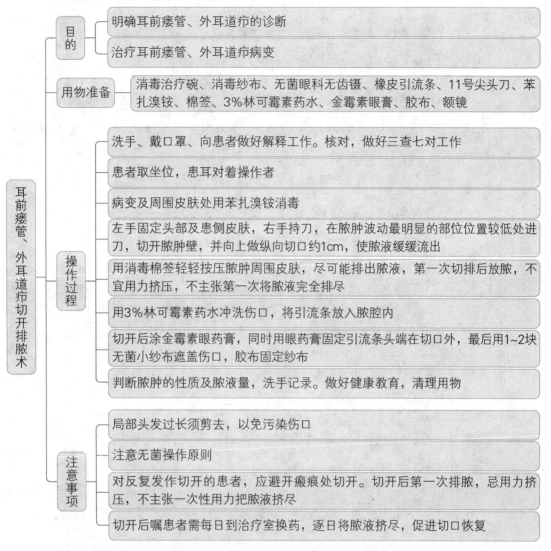

目的
- 明确耳前瘘管、外耳道疖的诊断
- 治疗耳前瘘管、外耳道疖病变

用物准备
- 消毒治疗碗、消毒纱布、无菌眼科无齿镊、橡皮引流条、11号尖头刀、苯扎溴铵、棉签、3%林可霉素药水、金霉素眼膏、胶布、额镜

操作过程
- 洗手、戴口罩、向患者做好解释工作。核对，做好三查七对工作
- 患者取坐位，患耳对着操作者
- 病变及周围皮肤处用苯扎溴铵消毒
- 左手固定头部及患侧皮肤，右手持刀，在脓肿波动最明显的部位位置较低处进刀，切开脓肿壁，并向上做纵向切口约1cm，使脓液缓缓流出
- 用消毒棉签轻轻按压脓肿周围皮肤，尽可能排出脓液，第一次切排后放脓，不宜用力挤压，不主张第一次将脓液完全排尽
- 用3%林可霉素药水冲洗伤口，将引流条放入脓腔内
- 切开后涂金霉素眼药膏，同时用眼药膏固定引流条头端在切口外，最后用1~2块无菌小纱布遮盖伤口，胶布固定纱布
- 判断脓肿的性质及脓液量，洗手记录。做好健康教育，清理用物

注意事项
- 局部头发过长须剪去，以免污染伤口
- 注意无菌操作原则
- 对反复发作切开的患者，应避开瘢痕处切开。切开后第一次排脓，忌用力挤压，不主张一次性用力把脓液挤尽
- 切开后嘱患者需每日到治疗室换药，逐日将脓液挤尽，促进切口恢复

二、鼻科常用护理操作技术

1. 剪鼻毛术

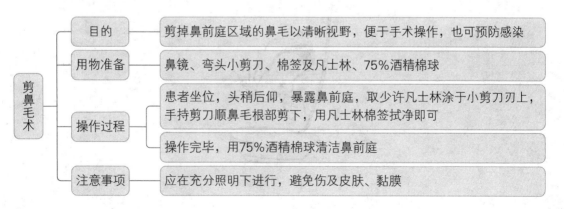

目的
- 剪掉鼻前庭区域的鼻毛以清晰视野，便于手术操作，也可预防感染

用物准备
- 鼻镜、弯头小剪刀、棉签及凡士林、75%酒精棉球

操作过程
- 患者坐位，头稍后仰，暴露鼻前庭，取少许凡士林涂于小剪刀刃上，手持剪刀顺鼻毛根部剪下，用凡士林棉签拭净即可
- 操作完毕，用75%酒精棉球清洁鼻前庭

注意事项
- 应在充分照明下进行，避免伤及皮肤、黏膜

2. 鼻腔冲洗术

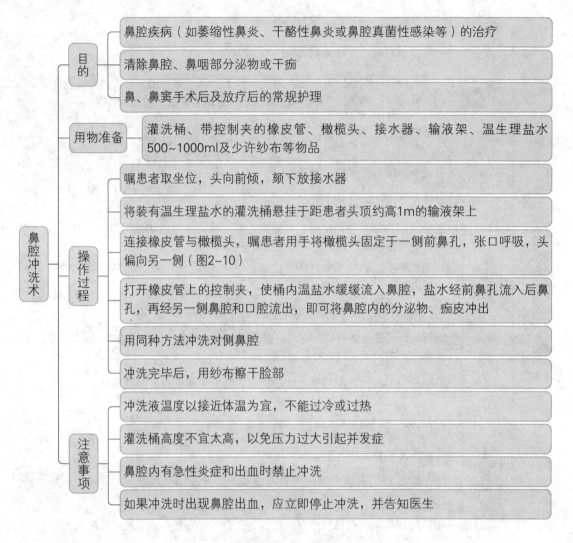

鼻腔冲洗术

目的
- 鼻腔疾病（如萎缩性鼻炎、干酪性鼻炎或鼻腔真菌性感染等）的治疗
- 清除鼻腔、鼻咽部分泌物或干痂
- 鼻、鼻窦手术后及放疗后的常规护理

用物准备
- 灌洗桶、带控制夹的橡皮管、橄榄头、接水器、输液架、温生理盐水500~1000ml及少许纱布等物品

操作过程
- 嘱患者取坐位，头向前倾，颏下放接水器
- 将装有温生理盐水的灌洗桶悬挂于距患者头顶约高1m的输液架上
- 连接橡皮管与橄榄头，嘱患者用手将橄榄头固定于一侧前鼻孔，张口呼吸，头偏向另一侧（图2-10）
- 打开橡皮管上的控制夹，使桶内温盐水缓缓流入鼻腔，盐水经前鼻孔流入后鼻孔，再经另一侧鼻腔和口腔流出，即可将鼻腔内的分泌物、痂皮冲出
- 用同种方法冲洗对侧鼻腔
- 冲洗完毕后，用纱布擦干脸部

注意事项
- 冲洗液温度以接近体温为宜，不能过冷或过热
- 灌洗桶高度不宜太高，以免压力过大引起并发症
- 鼻腔内有急性炎症和出血时禁止冲洗
- 如果冲洗时出现鼻腔出血，应立即停止冲洗，并告知医生

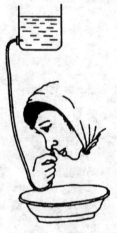

图 2-10　鼻腔冲洗

3. 滴鼻术

- 滴鼻术
  - 目的
    - 治疗鼻腔、鼻窦和中耳疾病
    - 检查前的鼻腔上药（如鼻内镜检查、经鼻的纤维镜检查等）
  - 用物准备 — 滴鼻药液、滴管或喷雾器等物品
  - 操作过程
    - 嘱患者轻轻擤出鼻腔内分泌物
    - 患者常取仰卧头低位，肩下垫枕头，使下颌颏部与外耳道口之间的连线与床面垂直（图2-11），或头悬于床头
    - 每侧鼻腔滴入药液3~5滴，交替按压鼻翼，使药液与鼻腔黏膜广泛接触，保持该体位5~10分钟
    - 也可使用喷雾器将药液喷入鼻腔：每次使用前需上下摇匀药瓶，然后同时按压瓶颈和瓶底，趁患者吸气时将药液喷出。每次每侧鼻孔2喷，每日2~3次
  - 注意事项
    - 药瓶口、滴管口或喷雾器头不得插入鼻孔触及鼻翼和鼻毛，以防污染
    - 教会患者或其家属滴药方法，使其能在家中自行滴药

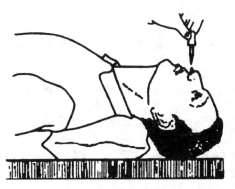

图 2-11　鼻腔滴药

4. 上颌窦穿刺术

上颌窦穿刺术示意图如图 2-12 所示。

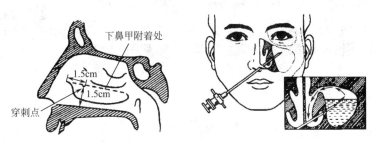

图 2-12　上颌窦穿刺术示意图

上颌窦穿刺术

目的
- 诊断和治疗上颌窦疾病常用的方法
- 急性炎症控制期或不明原因的上颌窦疾病

用物准备
- 前鼻镜、上颌窦穿刺针、弯盘及治疗碗、橡皮管接头、20~50ml注射器、棉签或卷棉子及消毒棉片；1%麻黄碱生理盐水、0.1%肾上腺素、1%丁卡因溶液以及相应的治疗用药（如庆大霉素等）、温生理盐水500~1000ml

操作过程
- 向患者告知此检查的目的、方法及过程，以求配合
- 患者取坐位，先用1%麻黄碱生理盐水棉片收缩鼻腔黏膜，开放窦口，继用1%丁卡因棉片或棉签（内加少许0.1%肾上腺素），置于下鼻道前段5~10分钟行表面麻醉
- 术者一手固定头部，另一手紧持穿刺针于患侧鼻腔下鼻道，距下鼻甲前端1.0~1.5cm下鼻甲的附着处，向同侧耳轮上缘方向稍用力进针，有落空感即已穿入窦腔，拔除针芯，接注射器，抽吸有空气或脓液则确定穿刺成功，连接橡皮管缓慢注入温生理盐水进行冲洗，直至洗出液清亮为止
- 冲洗结束遵医嘱向窦腔内注入治疗药物（如庆大霉素等），放回针芯，拔除穿刺针，局部置1%麻黄碱生理盐水棉片压迫止血
- 若出血不止，可用0.1%肾上腺素棉片紧填下鼻道止血
- 术毕，记录冲洗结果，让患者在治疗室休息10分钟，观察无不良反应后方可离开

注意事项
- 此手术多用于成人，小儿慎用；上颌窦炎症急性期、高血压、心脏病、血液病及老年体弱者禁止行上颌窦穿刺
- 穿刺部位、方向要准确，以免损伤邻近组织
- 若回抽时阻力过大，不能确定穿刺针在窦腔内，或有大量鲜血，应停止冲洗，冲洗不畅勿强行操作
- 冲洗时不可注入空气，防止气栓形成
- 穿刺过程中若患者发生晕厥等意外情况，应立即停止操作，拔出穿刺针，去枕平卧，吸氧，密切观察生命体征，遵医嘱给予相应护理

5. 下鼻甲注射术

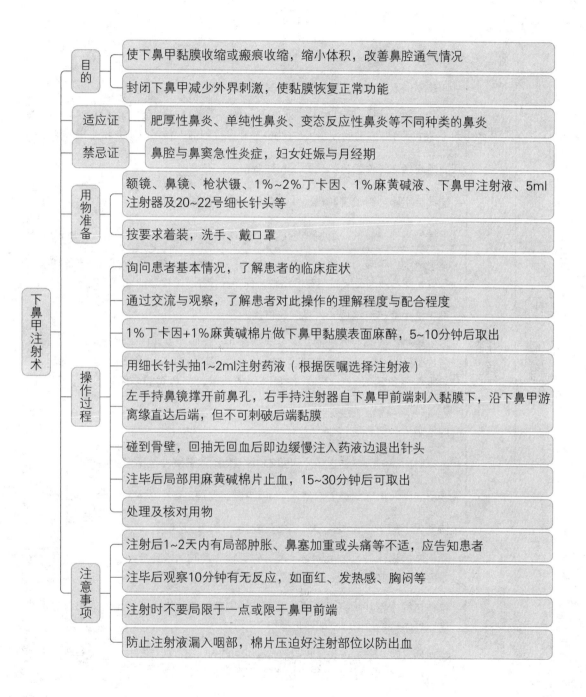

下鼻甲注射术

目的
- 使下鼻甲黏膜收缩或瘢痕收缩，缩小体积，改善鼻腔通气情况
- 封闭下鼻甲减少外界刺激，使黏膜恢复正常功能

适应证
- 肥厚性鼻炎、单纯性鼻炎、变态反应性鼻炎等不同种类的鼻炎

禁忌证
- 鼻腔与鼻窦急性炎症，妇女妊娠与月经期

用物准备
- 额镜、鼻镜、枪状镊、1%~2%丁卡因、1%麻黄碱液、下鼻甲注射液、5ml注射器及20~22号细长针头等
- 按要求着装，洗手、戴口罩

操作过程
- 询问患者基本情况，了解患者的临床症状
- 通过交流与观察，了解患者对此操作的理解程度与配合程度
- 1%丁卡因+1%麻黄碱棉片做下鼻甲黏膜表面麻醉，5~10分钟后取出
- 用细长针头抽1~2ml注射药液（根据医嘱选择注射液）
- 左手持鼻镜撑开前鼻孔，右手持注射器自下鼻甲前端刺入黏膜下，沿下鼻甲游离缘直达后端，但不可刺破后端黏膜
- 碰到骨壁，回抽无回血后即边缓慢注入药液边退出针头
- 注毕后局部用麻黄碱棉片止血，15~30分钟后可取出
- 处理及核对用物

注意事项
- 注射后1~2天内有局部肿胀、鼻塞加重或头痛等不适，应告知患者
- 注毕后观察10分钟有无反应，如面红、发热感、胸闷等
- 注射时不要局限于一点或限于鼻甲前端
- 防止注射液漏入咽部，棉片压迫好注射部位以防出血

6. 鼻窦负压置换术

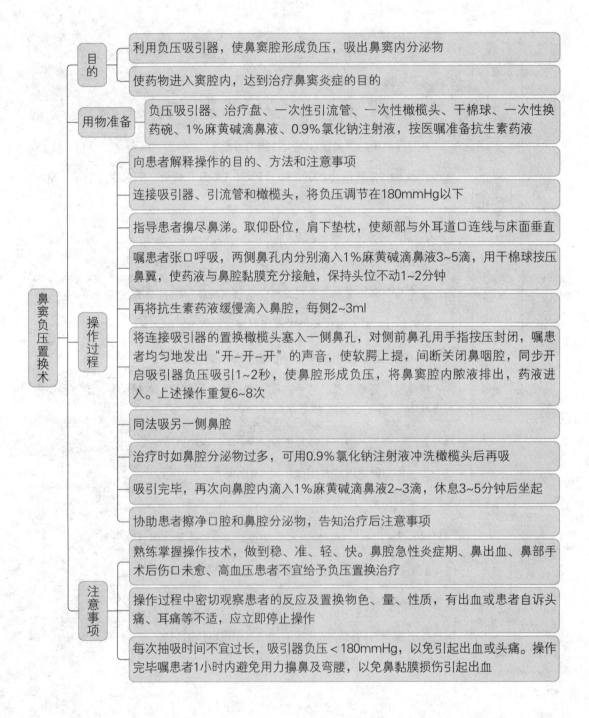

鼻窦负压置换术

目的
- 利用负压吸引器，使鼻窦腔形成负压，吸出鼻窦内分泌物
- 使药物进入窦腔内，达到治疗鼻窦炎症的目的

用物准备
- 负压吸引器、治疗盘、一次性引流管、一次性橄榄头、干棉球、一次性换药碗、1%麻黄碱滴鼻液、0.9%氯化钠注射液，按医嘱准备抗生素药液

操作过程
- 向患者解释操作的目的、方法和注意事项
- 连接吸引器、引流管和橄榄头，将负压调节在180mmHg以下
- 指导患者擤尽鼻涕。取仰卧位，肩下垫枕，使颏部与外耳道口连线与床面垂直
- 嘱患者张口呼吸，两侧鼻孔内分别滴入1%麻黄碱滴鼻液3~5滴，用干棉球按压鼻翼，使药液与鼻腔黏膜充分接触，保持头位不动1~2分钟
- 再将抗生素药液缓慢滴入鼻腔，每侧2~3ml
- 将连接吸引器的置换橄榄头塞入一侧鼻孔，对侧前鼻孔用手指按压封闭，嘱患者均匀地发出"开–开–开"的声音，使软腭上提，间断关闭鼻咽腔，同步开启吸引器负压吸引1~2秒，使鼻腔形成负压，将鼻窦腔内脓液排出，药液进入。上述操作重复6~8次
- 同法吸另一侧鼻腔
- 治疗时如鼻腔分泌物过多，可用0.9%氯化钠注射液冲洗橄榄头后再吸
- 吸引完毕，再次向鼻腔内滴入1%麻黄碱滴鼻液2~3滴，休息3~5分钟后坐起
- 协助患者擦净口腔和鼻腔分泌物，告知治疗后注意事项

注意事项
- 熟练掌握操作技术，做到稳、准、轻、快。鼻腔急性炎症期、鼻出血、鼻部手术后伤口未愈、高血压患者不宜给予负压置换治疗
- 操作过程中密切观察患者的反应及置换物色、量、性质，有出血或患者自诉头痛、耳痛等不适，应立即停止操作
- 每次抽吸时间不宜过长，吸引器负压<180mmHg，以免引起出血或头痛。操作完毕嘱患者1小时内避免用力擤鼻及弯腰，以免鼻黏膜损伤引起出血

7. 鼻腔电凝止血术

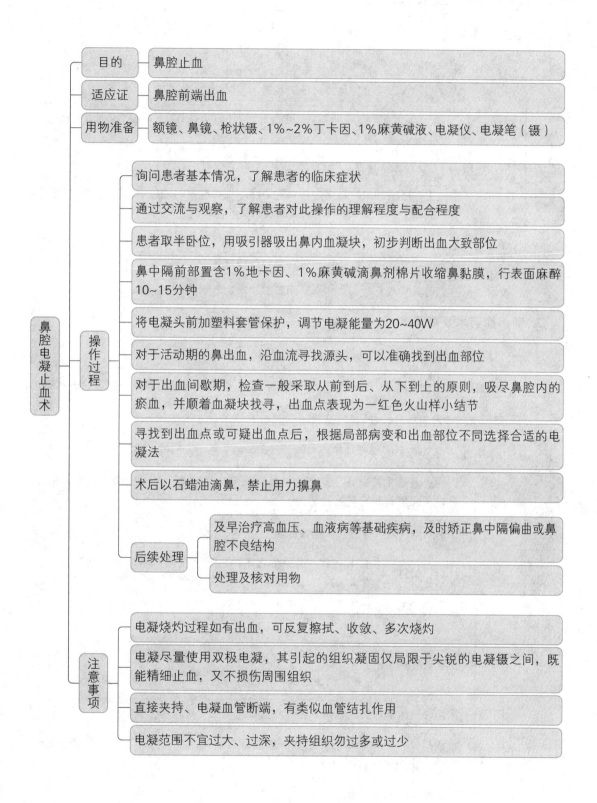

鼻腔电凝止血术

- **目的**：鼻腔止血
- **适应证**：鼻腔前端出血
- **用物准备**：额镜、鼻镜、枪状镊、1%~2%丁卡因、1%麻黄碱液、电凝仪、电凝笔（镊）

- **操作过程**
  - 询问患者基本情况，了解患者的临床症状
  - 通过交流与观察，了解患者对此操作的理解程度与配合程度
  - 患者取半卧位，用吸引器吸出鼻内血凝块，初步判断出血大致部位
  - 鼻中隔前部置含1%地卡因、1%麻黄碱滴鼻剂棉片收缩鼻黏膜，行表面麻醉10~15分钟
  - 将电凝头前加塑料套管保护，调节电凝能量为20~40W
  - 对于活动期的鼻出血，沿血流寻找源头，可以准确找到出血部位
  - 对于出血间歇期，检查一般采取从前到后、从下到上的原则，吸尽鼻腔内的瘀血，并顺着血凝块找寻，出血点表现为一红色火山样小结节
  - 寻找到出血点或可疑出血点后，根据局部病变和出血部位不同选择合适的电凝法
  - 术后以石蜡油滴鼻，禁止用力擤鼻
  - **后续处理**
    - 及早治疗高血压、血液病等基础疾病，及时矫正鼻中隔偏曲或鼻腔不良结构
    - 处理及核对用物

- **注意事项**
  - 电凝烧灼过程如有出血，可反复擦拭、收敛、多次烧灼
  - 电凝尽量使用双极电凝，其引起的组织凝固仅局限于尖锐的电凝镊之间，既能精细止血，又不损伤周围组织
  - 直接夹持、电凝血管断端，有类似血管结扎作用
  - 电凝范围不宜过大、过深，夹持组织勿过多或过少

三、咽科常用护理操作技术

1. 咽鼓管吹张术

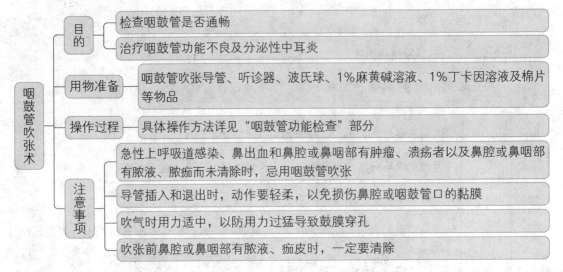

咽鼓管吹张术
- 目的
  - 检查咽鼓管是否通畅
  - 治疗咽鼓管功能不良及分泌性中耳炎
- 用物准备
  - 咽鼓管吹张导管、听诊器、波氏球、1%麻黄碱溶液、1%丁卡因溶液及棉片等物品
- 操作过程
  - 具体操作方法详见"咽鼓管功能检查"部分
- 注意事项
  - 急性上呼吸道感染、鼻出血和鼻腔或鼻咽部有肿瘤、溃疡者以及鼻腔或鼻咽部有脓液、脓痂而未清除时，忌用咽鼓管吹张
  - 导管插入和退出时，动作要轻柔，以免损伤鼻腔或咽鼓管口的黏膜
  - 吹气时用力适中，以防用力过猛导致鼓膜穿孔
  - 吹张前鼻腔或鼻咽部有脓液、痂皮时，一定要清除

2. 咽部涂药术及喷药术

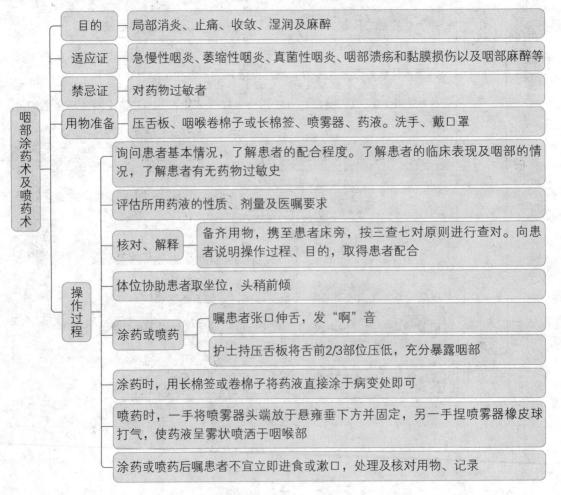

咽部涂药术及喷药术
- 目的
  - 局部消炎、止痛、收敛、湿润及麻醉
- 适应证
  - 急慢性咽炎、萎缩性咽炎、真菌性咽炎、咽部溃疡和黏膜损伤以及咽部麻醉等
- 禁忌证
  - 对药物过敏者
- 用物准备
  - 压舌板、咽喉卷棉子或长棉签、喷雾器、药液。洗手、戴口罩
- 操作过程
  - 询问患者基本情况，了解患者的配合程度。了解患者的临床表现及咽部的情况，了解患者有无药物过敏史
  - 评估所用药液的性质、剂量及医嘱要求
  - 核对、解释
    - 备齐用物，携至患者床旁，按三查七对原则进行查对。向患者说明操作过程、目的，取得患者配合
  - 体位协助患者取坐位，头稍前倾
  - 涂药或喷药
    - 嘱患者张口伸舌，发"啊"音
    - 护士持压舌板将舌前2/3部位压低，充分暴露咽部
  - 涂药时，用长棉签或卷棉子将药液直接涂于病变处即可
  - 喷药时，一手将喷雾器头端放于悬雍垂下方并固定，另一手捏喷雾器橡皮球打气，使药液呈雾状喷洒于咽喉部
  - 涂药或喷药后嘱患者不宜立即进食或漱口，处理及核对用物、记录

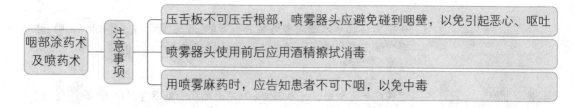

咽部涂药术及喷药术	注意事项	压舌板不可压舌根部，喷雾器头应避免碰到咽壁，以免引起恶心、呕吐
		喷雾器头使用前后应用酒精擦拭消毒
		用喷雾麻药时，应告知患者不可下咽，以免中毒

四、喉科常用护理操作技术

1. 喉部雾化吸入术

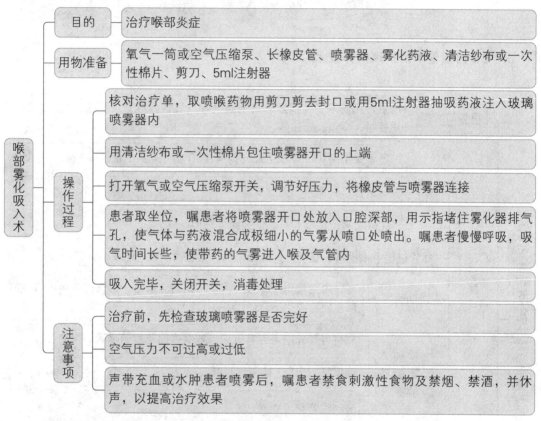

喉部雾化吸入术	目的	治疗喉部炎症
	用物准备	氧气一筒或空气压缩泵、长橡皮管、喷雾器、雾化药液、清洁纱布或一次性棉片、剪刀、5ml注射器
	操作过程	核对治疗单，取喷喉药物用剪刀剪去封口或用5ml注射器抽吸药液注入玻璃喷雾器内
		用清洁纱布或一次性棉片包住喷雾器开口的上端
		打开氧气或空气压缩泵开关，调节好压力，将橡皮管与喷雾器连接
		患者取坐位，嘱患者将喷雾器开口处放入口腔深部，用示指堵住雾化器排气孔，使气体与药液混合成极细小的气雾从喷口处喷出。嘱患者慢慢呼吸，吸气时间长些，使带药的气雾进入喉及气管内
		吸入完毕，关闭开关，消毒处理
	注意事项	治疗前，先检查玻璃喷雾器是否完好
		空气压力不可过高或过低
		声带充血或水肿患者喷雾后，嘱患者禁食刺激性食物及禁烟、禁酒，并休声，以提高治疗效果

2. 喉腔表面麻醉的护理操作技术

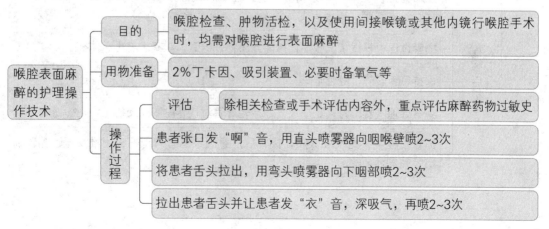

喉腔表面麻醉的护理操作技术	目的	喉腔检查、肿物活检，以及使用间接喉镜或其他内镜行喉腔手术时，均需对喉腔进行表面麻醉
	用物准备	2%丁卡因、吸引装置、必要时备氧气等
	操作过程	评估	除相关检查或手术评估内容外，重点评估麻醉药物过敏史
		患者张口发"啊"音，用直头喷雾器向咽喉壁喷2~3次
		将患者舌头拉出，用弯头喷雾器向下咽部喷2~3次
		拉出患者舌头并让患者发"衣"音，深吸气，再喷2~3次

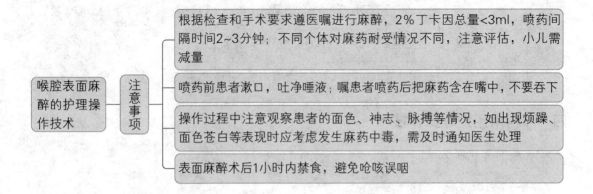

喉腔表面麻醉的护理操作技术 —— 注意事项

- 根据检查和手术要求遵医嘱进行麻醉，2%丁卡因总量<3ml，喷药间隔时间2~3分钟；不同个体对麻药耐受情况不同，注意评估，小儿需减量
- 喷药前患者漱口，吐净唾液；嘱患者喷药后把麻药含在嘴中，不要吞下
- 操作过程中注意观察患者的面色、神志、脉搏等情况，如出现烦躁、面色苍白等表现时应考虑发生麻药中毒，需及时通知医生处理
- 表面麻醉术后1小时内禁食，避免呛咳误咽

3. 气管内插管术的护理操作技术

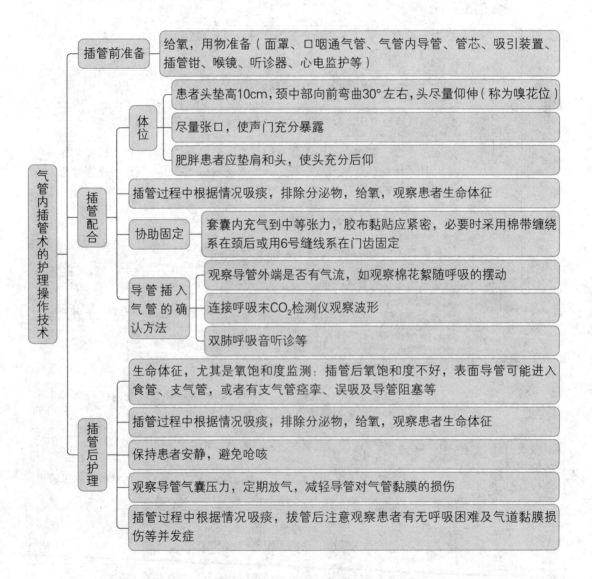

气管内插管术的护理操作技术

- 插管前准备 —— 给氧，用物准备（面罩、口咽通气管、气管内导管、管芯、吸引装置、插管钳、喉镜、听诊器、心电监护等）
- 插管配合
  - 体位
    - 患者头垫高10cm，颈中部向前弯曲30°左右，头尽量仰伸（称为嗅花位）
    - 尽量张口，使声门充分暴露
    - 肥胖患者应垫肩和头，使头充分后仰
  - 插管过程中根据情况吸痰，排除分泌物，给氧，观察患者生命体征
  - 协助固定 —— 套囊内充气到中等张力，胶布黏贴应紧密，必要时采用棉带缠绕系在颈后或用6号缝线系在门齿固定
  - 导管插入气管的确认方法
    - 观察导管外端是否有气流，如观察棉花絮随呼吸的摆动
    - 连接呼吸末CO_2检测仪观察波形
    - 双肺呼吸音听诊等
- 插管后护理
  - 生命体征，尤其是氧饱和度监测：插管后氧饱和度不好，表面导管可能进入食管、支气管，或者有支气管痉挛、误吸及导管阻塞等
  - 插管过程中根据情况吸痰，排除分泌物，给氧，观察患者生命体征
  - 保持患者安静，避免呛咳
  - 观察导管气囊压力，定期放气，减轻导管对气管黏膜的损伤
  - 插管过程中根据情况吸痰，拔管后注意观察患者有无呼吸困难及气道黏膜损伤等并发症

4. 气管切开术的护理操作技术

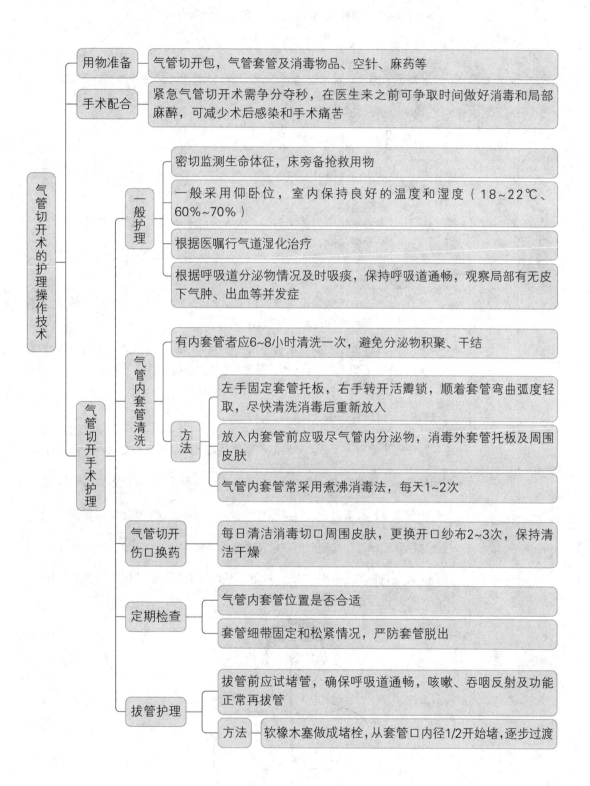

气管切开术的护理操作技术

- 用物准备 — 气管切开包，气管套管及消毒物品、空针、麻药等
- 手术配合 — 紧急气管切开术需争分夺秒，在医生来之前可争取时间做好消毒和局部麻醉，可减少术后感染和手术痛苦
- 气管切开手术护理
  - 一般护理
    - 密切监测生命体征，床旁备抢救用物
    - 一般采用仰卧位，室内保持良好的温度和湿度（18~22℃、60%~70%）
    - 根据医嘱行气道湿化治疗
    - 根据呼吸道分泌物情况及时吸痰，保持呼吸道通畅，观察局部有无皮下气肿、出血等并发症
  - 气管内套管清洗
    - 有内套管者应6~8小时清洗一次，避免分泌物积聚、干结
    - 方法
      - 左手固定套管托板，右手转开活瓣锁，顺着套管弯曲弧度轻取，尽快清洗消毒后重新放入
      - 放入内套管前应吸尽气管内分泌物，消毒外套管托板及周围皮肤
      - 气管内套管常采用煮沸消毒法，每天1~2次
  - 气管切开伤口换药 — 每日清洁消毒切口周围皮肤，更换开口纱布2~3次，保持清洁干燥
  - 定期检查
    - 气管内套管位置是否合适
    - 套管细带固定和松紧情况，严防套管脱出
  - 拔管护理
    - 拔管前应试堵管，确保呼吸道通畅，咳嗽、吞咽反射及功能正常再拔管
    - 方法 — 软橡木塞做成堵栓，从套管口内径1/2开始堵，逐步过渡

5. 天突封闭注射术

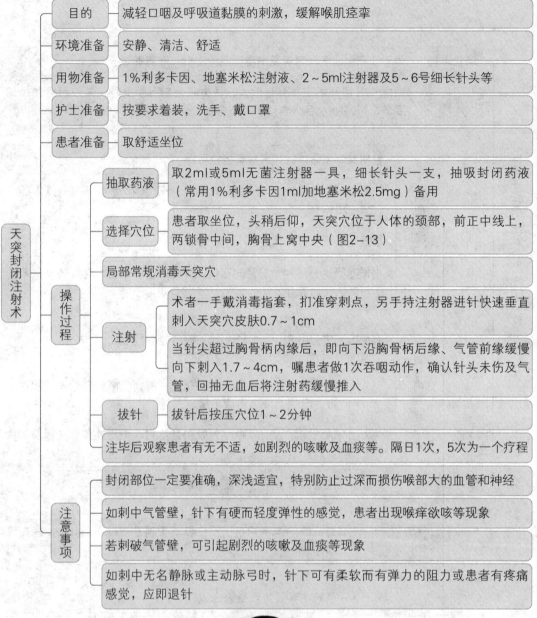

- **目的**：减轻口咽及呼吸道黏膜的刺激，缓解喉肌痉挛
- **环境准备**：安静、清洁、舒适
- **用物准备**：1%利多卡因、地塞米松注射液、2~5ml注射器及5~6号细长针头等
- **护士准备**：按要求着装，洗手、戴口罩
- **患者准备**：取舒适坐位

天突封闭注射术

操作过程

- **抽取药液**：取2ml或5ml无菌注射器一具，细长针头一支，抽吸封闭药液（常用1%利多卡因1ml加地塞米松2.5mg）备用
- **选择穴位**：患者取坐位，头稍后仰，天突穴位于人体的颈部，前正中线上，两锁骨中间，胸骨上窝中央（图2-13）
- 局部常规消毒天突穴
- **注射**：
  - 术者一手戴消毒指套，扪准穿刺点，另手持注射器进针快速垂直刺入天突穴皮肤0.7~1cm
  - 当针尖超过胸骨柄内缘后，即向下沿胸骨柄后缘、气管前缘缓慢向下刺入1.7~4cm，嘱患者做1次吞咽动作，确认针头未伤及气管，回抽无血后将注射药缓慢推入
- **拔针**：拔针后按压穴位1~2分钟
- 注毕后观察患者有无不适，如剧烈的咳嗽及血痰等。隔日1次，5次为一个疗程

注意事项

- 封闭部位一定要准确，深浅适宜，特别防止过深而损伤喉部大的血管和神经
- 如刺中气管壁，针下有硬而轻度弹性的感觉，患者出现喉痒欲咳等现象
- 若刺破气管壁，可引起剧烈的咳嗽及血痰等现象
- 如刺中无名静脉或主动脉弓时，针下可有柔软而有弹力的阻力或患者有疼痛感觉，应即退针

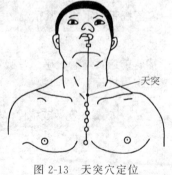

天突

图 2-13 天突穴定位

第四节　耳鼻喉科护理管理

一、耳鼻喉科护士的素质要求

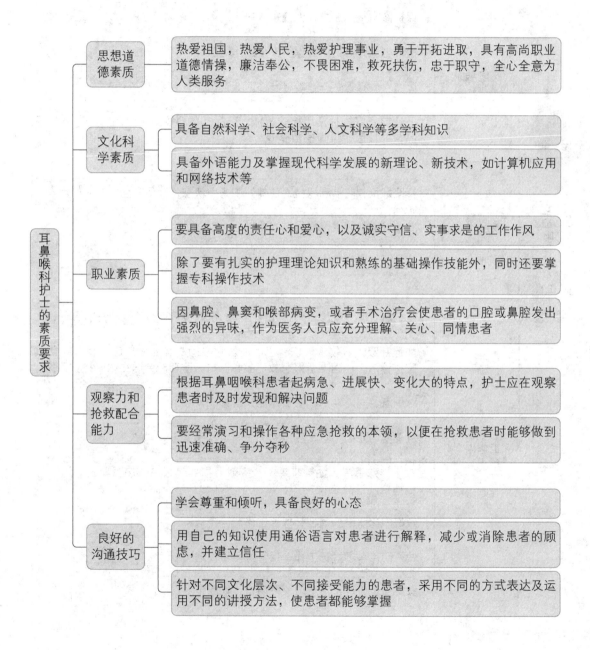

耳鼻喉科护士的素质要求

思想道德素质　——　热爱祖国，热爱人民，热爱护理事业，勇于开拓进取，具有高尚职业道德情操，廉洁奉公，不畏困难，救死扶伤，忠于职守，全心全意为人类服务

文化科学素质
- 具备自然科学、社会科学、人文科学等多学科知识
- 具备外语能力及掌握现代科学发展的新理论、新技术，如计算机应用和网络技术等

职业素质
- 要具备高度的责任心和爱心，以及诚实守信、实事求是的工作作风
- 除了要有扎实的护理理论知识和熟练的基础操作技能外，同时还要掌握专科操作技术
- 因鼻腔、鼻窦和喉部病变，或者手术治疗会使患者的口腔或鼻腔发出强烈的异味，作为医务人员应充分理解、关心、同情患者

观察力和抢救配合能力
- 根据耳鼻咽喉科患者起病急、进展快、变化大的特点，护士应在观察患者时及时发现和解决问题
- 要经常演习和操作各种应急抢救的本领，以便在抢救患者时能够做到迅速准确、争分夺秒

良好的沟通技巧
- 学会尊重和倾听，具备良好的心态
- 用自己的知识使用通俗语言对患者进行解释，减少或消除患者的顾虑，并建立信任
- 针对不同文化层次、不同接受能力的患者，采用不同的方式表达及运用不同的讲授方法，使患者都能够掌握

二、耳鼻喉科门诊管理

1. 耳鼻喉科诊室的管理

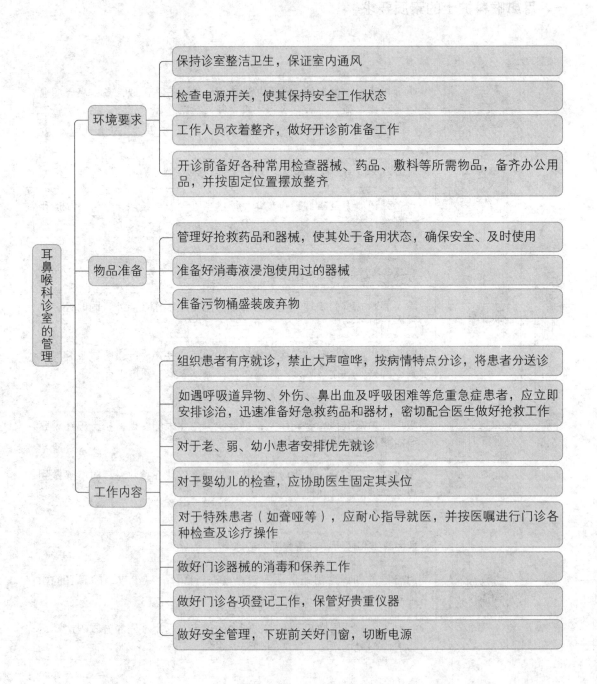

耳鼻喉科诊室的管理

环境要求
- 保持诊室整洁卫生，保证室内通风
- 检查电源开关，使其保持安全工作状态
- 工作人员衣着整齐，做好开诊前准备工作
- 开诊前备好各种常用检查器械、药品、敷料等所需物品，备齐办公用品，并按固定位置摆放整齐

物品准备
- 管理好抢救药品和器械，使其处于备用状态，确保安全、及时使用
- 准备好消毒液浸泡使用过的器械
- 准备污物桶盛装废弃物

工作内容
- 组织患者有序就诊，禁止大声喧哗，按病情特点分诊，将患者分送诊
- 如遇呼吸道异物、外伤、鼻出血及呼吸困难等危重急症患者，应立即安排诊治，迅速准备好急救药品和器材，密切配合医生做好抢救工作
- 对于老、弱、幼小患者安排优先就诊
- 对于婴幼儿的检查，应协助医生固定其头位
- 对于特殊患者（如聋哑等），应耐心指导就医，并按医嘱进行门诊各种检查及诊疗操作
- 做好门诊器械的消毒和保养工作
- 做好门诊各项登记工作，保管好贵重仪器
- 做好安全管理，下班前关好门窗，切断电源

2. 耳鼻喉科治疗室的管理

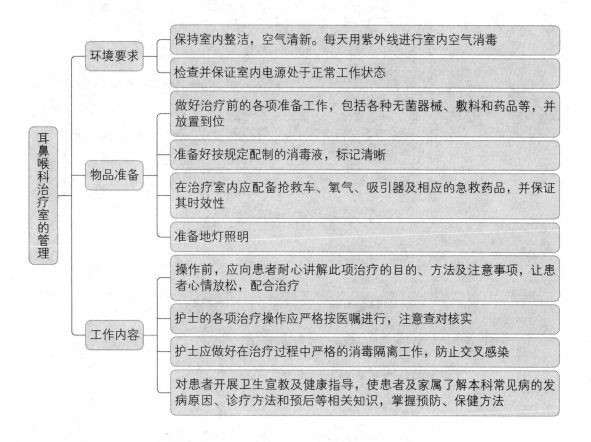

耳鼻喉科治疗室的管理

环境要求
- 保持室内整洁，空气清新。每天用紫外线进行室内空气消毒
- 检查并保证室内电源处于正常工作状态

物品准备
- 做好治疗前的各项准备工作，包括各种无菌器械、敷料和药品等，并放置到位
- 准备好按规定配制的消毒液，标记清晰
- 在治疗室内应配备抢救车、氧气、吸引器及相应的急救药品，并保证其时效性
- 准备地灯照明

工作内容
- 操作前，应向患者耐心讲解此项治疗的目的、方法及注意事项，让患者心情放松，配合治疗
- 护士的各项治疗操作应严格按医嘱进行，注意查对核实
- 护士应做好在治疗过程中严格的消毒隔离工作，防止交叉感染
- 对患者开展卫生宣教及健康指导，使患者及家属了解本科常见病的发病原因、诊疗方法和预后等相关知识，掌握预防、保健方法

三、耳鼻喉科诊室管理

1. 隔音室管理

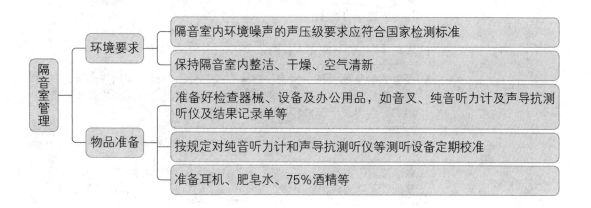

隔音室管理

环境要求
- 隔音室内环境噪声的声压级要求应符合国家检测标准
- 保持隔音室内整洁、干燥、空气清新

物品准备
- 准备好检查器械、设备及办公用品，如音叉、纯音听力计及声导抗测听仪及结果记录单等
- 按规定对纯音听力计和声导抗测听仪等测听设备定期校准
- 准备耳机、肥皂水、75%酒精等

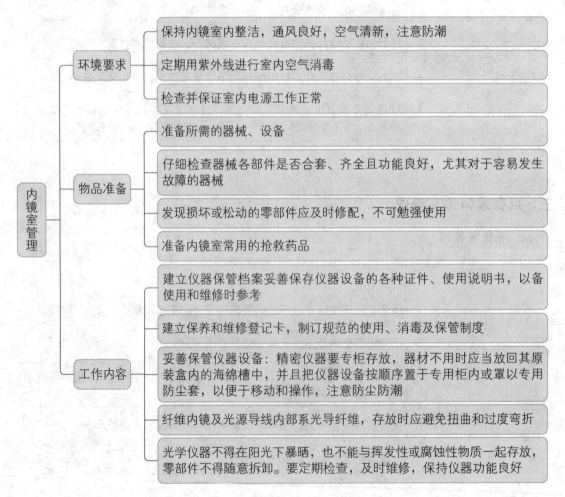

隔音室管理 —— 工作内容

- 做好测试准备工作，包括让被检查者摘掉眼镜、头饰、耳环及助听器等，并清洁外耳道，调整耳机位置，以免因外耳道软骨部受压塌陷造成外耳道阻塞，影响测试结果
- 测试开始前，向被检查者解释测试的目的、过程及配合方法
- 对于婴幼儿的检查，应结合其年龄及检查目的，选择合适的测试方法或遵医嘱给予镇静剂
- 测试过程中应让被检查者尽量坐得舒适，避免说话、吞咽及擤鼻等动作，不晃动身体，保持安静
- 测试结束后，耳机或耳塞等部件用肥皂水清洗，并用75%酒精擦拭
- 记录、整理检查结果并及时送交医生

2. 内镜室管理

内镜室管理

环境要求
- 保持内镜室内整洁，通风良好，空气清新，注意防潮
- 定期用紫外线进行室内空气消毒
- 检查并保证室内电源工作正常

物品准备
- 准备所需的器械、设备
- 仔细检查器械各部件是否合套、齐全且功能良好，尤其对于容易发生故障的器械
- 发现损坏或松动的零部件应及时修配，不可勉强使用
- 准备内镜室常用的抢救药品

工作内容
- 建立仪器保管档案妥善保存仪器设备的各种证件、使用说明书，以备使用和维修时参考
- 建立保养和维修登记卡，制订规范的使用、消毒及保管制度
- 妥善保管仪器设备：精密仪器要专柜存放，器材不用时应当放回其原装盒内的海绵槽中，并且把仪器设备按顺序置于专用柜内或罩以专用防尘套，以便于移动和操作，注意防尘防潮
- 纤维内镜及光源导线内部系光导纤维，存放时应避免扭曲和过度弯折
- 光学仪器不得在阳光下暴晒，也不能与挥发性或腐蚀性物质一起存放，零部件不得随意拆卸。要定期检查，及时维修，保持仪器功能良好

```
                    ┌─────────────┬─ 检查前，应当先告知患者检查的目的、方法、过程和注意事
                    │             │  项，消除其紧张、恐惧心理，使其能与检查者密切配合
                    │  做好检     ├─────────────────────────────────────────────────
                    │  查操作     ├─ 术前遵医嘱用药或禁食
                    │  前准备     ├─────────────────────────────────────────────────
                    │             ├─ 检查过程中嘱被检查者全身放松，做深长而有规律的呼吸
                    │             ├─────────────────────────────────────────────────
                    │             └─ 检查者在实施内镜检查前，应当阅读X线片、CT片，详细了解病
                    │                情，正确选择内镜的种类和大小，同时应当熟悉器械的使用方
                    │                法以及消毒和保养等相关知识
                    │
                    │             ┌─ 内镜使用前，应当以无菌盐水冲洗（管腔内尚需用注射器冲
                    │             │  洗），以免残留有甲醛或器械消毒液等刺激体内黏膜组织
                    │             ├─────────────────────────────────────────────────
                    │             ├─ 术中要严格遵守操作规程，动作应当轻柔、细心，进镜时避免
                    │             │  粗暴推进，防止损伤黏膜、出血和影响镜像
 ┌──────┐  ┌────┐   │             ├─────────────────────────────────────────────────
 │内镜室│  │工作│   │  正确使     ├─ 保持镜面干净和视野清晰，防止镜面起雾
 │管理  ├──┤内容├───┤  用仪器     ├─────────────────────────────────────────────────
 └──────┘  └────┘   │  设备       ├─ 使用器械时，要轻拿轻放，持镜要稳，切忌碰撞与摔损，要避
                    │             │  免镜面擦划损伤
                    │             ├─────────────────────────────────────────────────
                    │             ├─ 不要过分弯折导光线，以免折断导光纤维而造成视像模糊不清
                    │             ├─────────────────────────────────────────────────
                    │             └─ 电器及用电器具使用完毕后，需将各调节控制钮旋至零位，再
                    │                关闭电源开关，拔下插头，清洁擦干附件，放回固定位置
                    │
                    │             ┌─ 检查结束后，用清水将所有器械及其部件冲洗干净
                    │             ├─────────────────────────────────────────────────
                    │  器械       ├─ 内镜要用脱脂纱布或棉球反复擦拭消除污渍，不能用毛刷刷
                    │  消毒       ├  洗，而其他器械均需仔细刷洗，尤其关节、缝隙处要彻底洗
                    │             │  净、拭干、涂油
                    │             ├─────────────────────────────────────────────────
                    │             └─ 各种器械的消毒方法应当依据材料及说明书要求操作
                    │
                    └──────────── 做好卫生安全管理，下班前搞好卫生工作，保持室内整洁，关好门窗，切断电源
```

四、耳鼻喉科病房管理

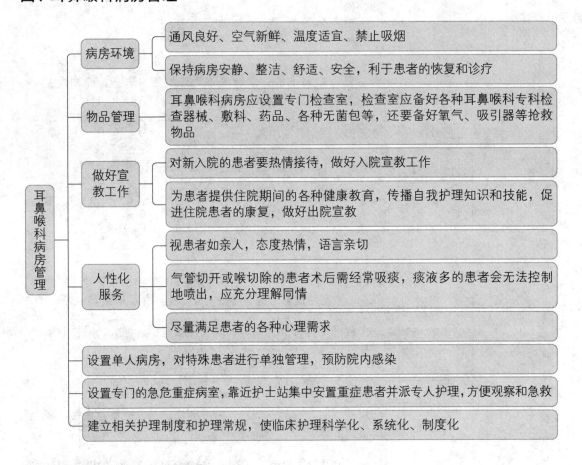

耳鼻喉科病房管理

病房环境
- 通风良好、空气新鲜、温度适宜、禁止吸烟
- 保持病房安静、整洁、舒适、安全，利于患者的恢复和诊疗

物品管理
- 耳鼻喉科病房应设置专门检查室，检查室应备好各种耳鼻喉科专科检查器械、敷料、药品、各种无菌包等，还要备好氧气、吸引器等抢救物品

做好宣教工作
- 对新入院的患者要热情接待，做好入院宣教工作
- 为患者提供住院期间的各种健康教育，传播自我护理知识和技能，促进住院患者的康复，做好出院宣教

人性化服务
- 视患者如亲人，态度热情，语言亲切
- 气管切开或喉切除的患者术后需经常吸痰，痰液多的患者会无法控制地喷出，应充分理解同情
- 尽量满足患者的各种心理需求

- 设置单人病房，对特殊患者进行单独管理，预防院内感染
- 设置专门的急危重症病室，靠近护士站集中安置重症患者并派专人护理，方便观察和急救
- 建立相关护理制度和护理常规，使临床护理科学化、系统化、制度化

第三章

耳鼻喉科常见症状护理

第一节　听力减退

一般将听力损失统称为耳聋，轻者称重听，重者听不到外界的声音，影响社交，甚至因听力损失影响语言学习，出现智力障碍。

一、常见病因及表现

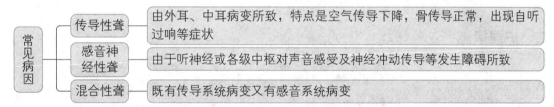

常见病因	传导性聋	由外耳、中耳病变所致，特点是空气传导下降，骨传导正常，出现自听过响等症状
	感音神经性聋	由于听神经或各级中枢对声音感受及神经冲动传导等发生障碍所致
	混合性聋	既有传导系统病变又有感音系统病变

二、护理措施

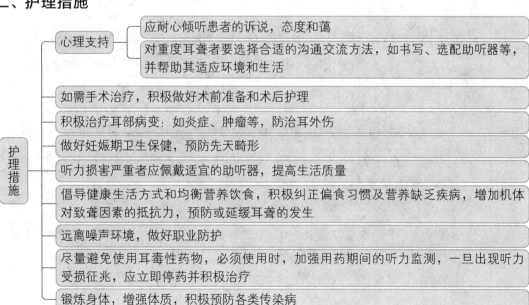

护理措施	心理支持	应耐心倾听患者的诉说，态度和蔼
		对重度耳聋者要选择合适的沟通交流方法，如书写、选配助听器等，并帮助其适应环境和生活
	如需手术治疗，积极做好术前准备和术后护理	
	积极治疗耳部病变：如炎症、肿瘤等，防治耳外伤	
	做好妊娠期卫生保健，预防先天畸形	
	听力损害严重者应佩戴适宜的助听器，提高生活质量	
	倡导健康生活方式和均衡营养饮食，积极纠正偏食习惯及营养缺乏疾病，增加机体对致聋因素的抵抗力，预防或延缓耳聋的发生	
	远离噪声环境，做好职业防护	
	尽量避免使用耳毒性药物，必须使用时，加强用药期间的听力监测，一旦出现听力受损征兆，应立即停药并积极治疗	
	锻炼身体，增强体质，积极预防各类传染病	

第二节 眩 晕

眩晕是一种运动性或位置性错觉，感自身或者外界景物发生运动。前庭系统、本体感觉系统与视觉系统于中枢神经系统之平衡信息整合中枢一起，共同参与维持机体平衡，上述系统疾病皆可以引起广义的眩晕，或称为头晕。

一、常见病因及表现

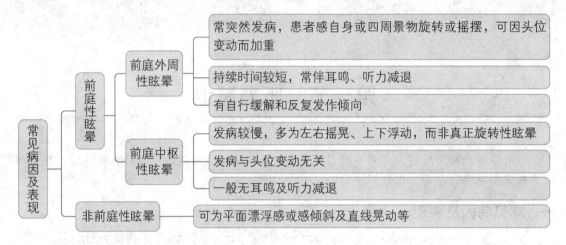

常见病因及表现
- 前庭性眩晕
  - 前庭外周性眩晕
    - 常突然发病，患者感自身或四周景物旋转或摇摆，可因头位变动而加重
    - 持续时间较短，常伴耳鸣、听力减退
    - 有自行缓解和反复发作倾向
  - 前庭中枢性眩晕
    - 发病较慢，多为左右摇晃、上下浮动，而非真正旋转性眩晕
    - 发病与头位变动无关
    - 一般无耳鸣及听力减退
- 非前庭性眩晕
  - 可为平面漂浮感或感倾斜及直线晃动等

二、护理措施

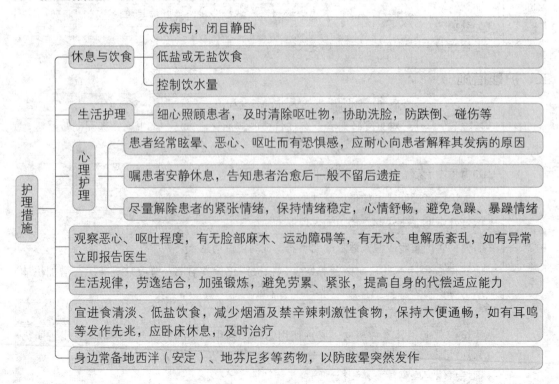

护理措施
- 休息与饮食
  - 发病时，闭目静卧
  - 低盐或无盐饮食
  - 控制饮水量
- 生活护理
  - 细心照顾患者，及时清除呕吐物，协助洗脸，防跌倒、碰伤等
- 心理护理
  - 患者经常眩晕、恶心、呕吐而有恐惧感，应耐心向患者解释其发病的原因
  - 嘱患者安静休息，告知患者治愈后一般不留后遗症
  - 尽量解除患者的紧张情绪，保持情绪稳定，心情舒畅，避免急躁、暴躁情绪
- 观察恶心、呕吐程度，有无脸部麻木、运动障碍等，有无水、电解质紊乱，如有异常立即报告医生
- 生活规律，劳逸结合，加强锻炼，避免劳累、紧张，提高自身的代偿适应能力
- 宜进食清淡、低盐饮食，减少烟酒及禁辛辣刺激性食物，保持大便通畅，如有耳鸣等发作先兆，应卧床休息，及时治疗
- 身边常备地西泮（安定）、地芬尼多等药物，以防眩晕突然发作

第三节 耳 鸣

耳鸣是患者耳内或头内有声音的主观感觉，但其体外环境中并无相应声源。耳鸣是听觉功能紊乱所致的一种常见症状。

一、常见病因及表现

耳鸣的产生机制比较复杂，影响因素较多，除了不同的病因、不同的病理过程可以引起耳鸣外，患者的精神状态和心理状态对耳鸣的察觉亦有较大的影响。引起耳鸣常见有外耳道炎、耵聍栓塞、急性中耳炎、慢性中耳炎及鼓室积液等外耳和中耳疾病；以及梅尼埃病、听神经瘤、噪声性聋、药物中毒性聋和老年性聋等内容疾病。

常见病因及表现

- 传导性聋的耳鸣大多为低音调，感音神经性聋的耳鸣常为高音调
- 有些耳鸣可能是某种疾病的先兆，例如注射链霉素后出现的耳鸣，提示已发生了耳中毒；高血压患者出现耳鸣加重，常提示血压上升
- 一些全身性疾病也可以引起耳鸣，如高血压、低血压、动脉硬化、贫血、白血病、肾病、糖尿病和毒血症等。全身症状引起的耳鸣可不伴有耳聋、眩晕等症状，但可伴有某些疾病的相关症状

二、护理措施

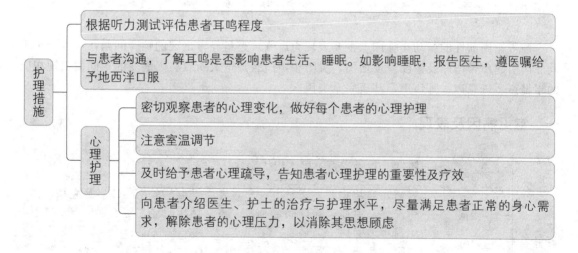

护理措施

- 根据听力测试评估患者耳鸣程度
- 与患者沟通，了解耳鸣是否影响患者生活、睡眠。如影响睡眠，报告医生，遵医嘱给予地西泮口服
- 心理护理
  - 密切观察患者的心理变化，做好每个患者的心理护理
  - 注意室温调节
  - 及时给予患者心理疏导，告知患者心理护理的重要性及疗效
  - 向患者介绍医生、护士的治疗与护理水平，尽量满足患者正常的身心需求，解除患者的心理压力，以消除其思想顾虑

第四节 呼吸困难

呼吸困难是呼吸功能不全的主要症状。患者主观上感到气体不足，客观上主要表现为呼吸费力，严重时出现鼻翼扇动、发绀、辅助呼吸肌参与呼吸运动，可伴有呼吸频率、深度及节律的异常。呼吸困难主要分为吸气性呼吸困难和呼气性呼吸困难。

一、常见病因及表现

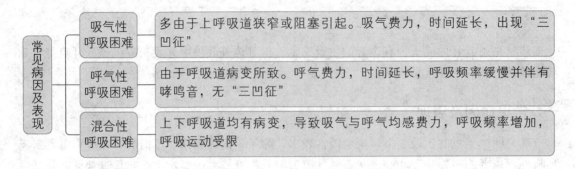

常见病因及表现	吸气性呼吸困难	多由于上呼吸道狭窄或阻塞引起。吸气费力，时间延长，出现"三凹征"
	呼气性呼吸困难	由于呼吸道病变所致。呼气费力，时间延长，呼吸频率缓慢并伴有哮鸣音，无"三凹征"
	混合性呼吸困难	上下呼吸道均有病变，导致吸气与呼气均感费力，呼吸频率增加，呼吸运动受限

二、护理措施

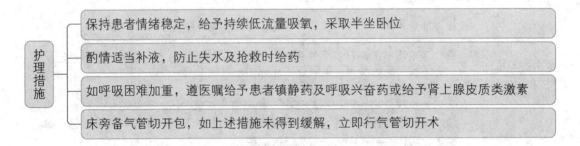

护理措施	保持患者情绪稳定，给予持续低流量吸氧，采取半坐卧位
	酌情适当补液，防止失水及抢救时给药
	如呼吸困难加重，遵医嘱给予患者镇静药及呼吸兴奋药或给予肾上腺皮质类激素
	床旁备气管切开包，如上述措施未得到缓解，立即行气管切开术

第五节　声　嘶

声带非周前性的振动在临床上主要表现为声嘶，是最经常出现的嗓音问题，可以由于不同原因引起声带增厚及僵硬程度增加，关闭相声门裂隙增大所致。因病变的不同而出现相应的粗糙声、气息声、耳语声，甚至完全失声。

一、常见病因及表现

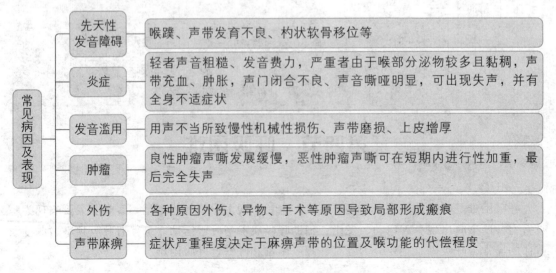

常见病因及表现	先天性发音障碍	喉蹼、声带发育不良、杓状软骨移位等
	炎症	轻者声音粗糙、发音费力，严重者由于喉部分泌物较多且黏稠，声带充血、肿胀，声门闭合不良、声音嘶哑明显，可出现失声，并有全身不适症状
	发音滥用	用声不当所致慢性机械性损伤、声带磨损、上皮增厚
	肿瘤	良性肿瘤声嘶发展缓慢，恶性肿瘤声嘶可在短期内进行性加重，最后完全失声
	外伤	各种原因外伤、异物、手术等原因导致局部形成瘢痕
	声带麻痹	症状严重程度决定于麻痹声带的位置及喉功能的代偿程度

二、护理措施

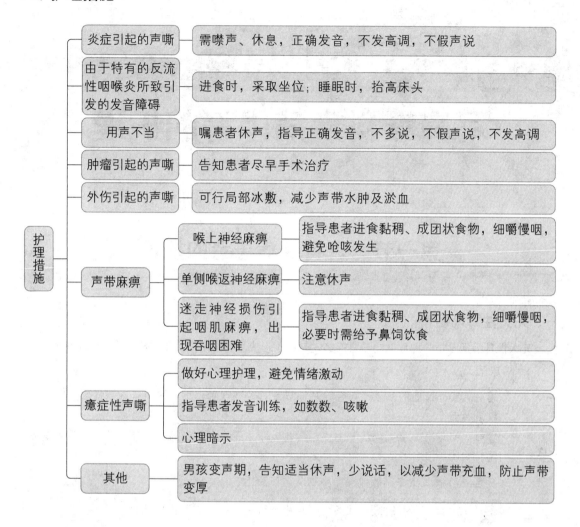

第四章

耳鼻喉科疾病患者的护理

第一节　耳科疾病患者的护理

一、先天性耳前瘘管

先天性耳前瘘管是一种常见的耳科疾病，是由于形成耳郭的第一、第二鳃弓发育畸形所致。

1. 临床表现

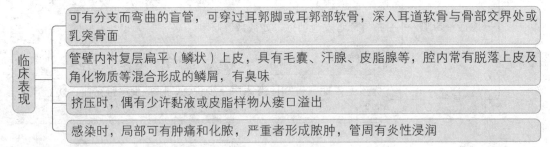

临床表现	可有分支而弯曲的盲管，可穿过耳郭脚或耳郭部软骨，深入耳道软骨与骨部交界处或乳突骨面
	管壁内衬复层扁平（鳞状）上皮，具有毛囊、汗腺、皮脂腺等，腔内常有脱落上皮及角化物质等混合形成的鳞屑，有臭味
	挤压时，偶有少许黏液或皮脂样物从瘘口溢出
	感染时，局部可有肿痛和化脓，严重者形成脓肿，管周有炎性浸润

2. 护理评估

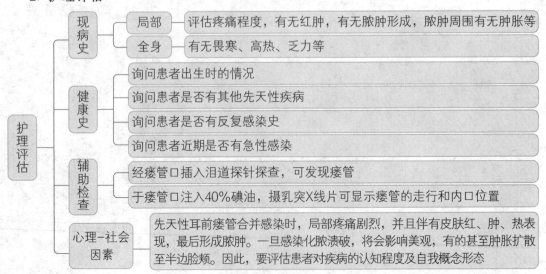

护理评估	现病史	局部	评估疼痛程度，有无红肿，有无脓肿形成，脓肿周围有无肿胀等
		全身	有无畏寒、高热、乏力等
	健康史		询问患者出生时的情况
			询问患者是否有其他先天性疾病
			询问患者是否有反复感染史
			询问患者近期是否有急性感染
	辅助检查		经瘘管口插入泪道探针探查，可发现瘘管
			于瘘管口注入40%碘油，摄乳突X线片可显示瘘管的走行和内口位置
	心理-社会因素		先天性耳前瘘管合并感染时，局部疼痛剧烈，并且伴有皮肤红、肿、热表现，最后形成脓肿。一旦感染化脓溃破，将会影响美观，有的甚至肿胀扩散至半边脸颊。因此，要评估患者对疾病的认知程度及自我概念形态

图解实用耳鼻喉科临床护理

3. 护理诊断

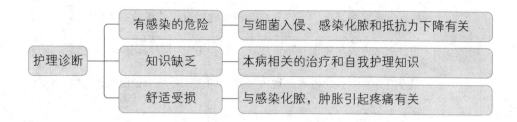

护理诊断
- 有感染的危险 —— 与细菌入侵、感染化脓和抵抗力下降有关
- 知识缺乏 —— 本病相关的治疗和自我护理知识
- 舒适受损 —— 与感染化脓，肿胀引起疼痛有关

4. 护理措施

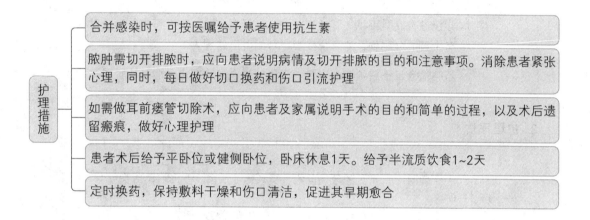

护理措施
- 合并感染时，可按医嘱给予患者使用抗生素
- 脓肿需切开排脓时，应向患者说明病情及切开排脓的目的和注意事项。消除患者紧张心理，同时，每日做好切口换药和伤口引流护理
- 如需做耳前瘘管切除术，应向患者及家属说明手术的目的和简单的过程，以及术后遗留瘢痕，做好心理护理
- 患者术后给予平卧位或健侧卧位，卧床休息1天。给予半流质饮食1~2天
- 定时换药，保持敷料干燥和伤口清洁，促进其早期愈合

5. 健康教育

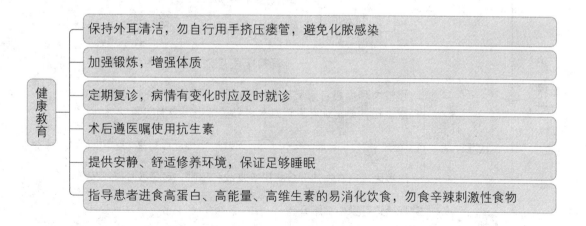

健康教育
- 保持外耳清洁，勿自行用手挤压瘘管，避免化脓感染
- 加强锻炼，增强体质
- 定期复诊，病情有变化时应及时就诊
- 术后遵医嘱使用抗生素
- 提供安静、舒适修养环境，保证足够睡眠
- 指导患者进食高蛋白、高能量、高维生素的易消化饮食，勿食辛辣刺激性食物

二、外耳道炎及疖

外耳道炎或称弥漫性外耳道炎，为细菌感染所致外耳道弥漫性非特异性炎症。如炎症局限化即形成外耳道疖。

1. 临床表现

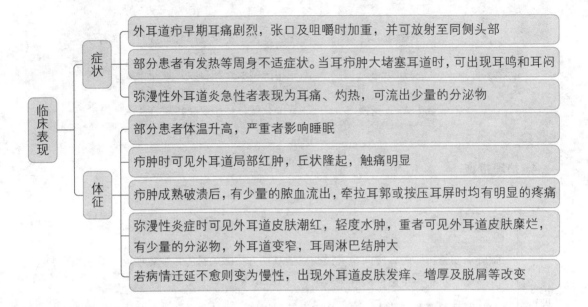

临床表现
- 症状
  - 外耳道疖早期耳痛剧烈，张口及咀嚼时加重，并可放射至同侧头部
  - 部分患者有发热等周身不适症状。当耳疖肿大堵塞耳道时，可出现耳鸣和耳闷
  - 弥漫性外耳道炎急性者表现为耳痛、灼热，可流出少量的分泌物
- 体征
  - 部分患者体温升高，严重者影响睡眠
  - 疖肿时可见外耳道局部红肿，丘状隆起，触痛明显
  - 疖肿成熟破溃后，有少量的脓血流出，牵拉耳郭或按压耳屏时均有明显的疼痛
  - 弥漫性炎症时可见外耳道皮肤潮红，轻度水肿，重者可见外耳道皮肤糜烂，有少量的分泌物，外耳道变窄，耳周淋巴结肿大
  - 若病情迁延不愈则变为慢性，出现外耳道皮肤发痒、增厚及脱屑等改变

2. 护理评估

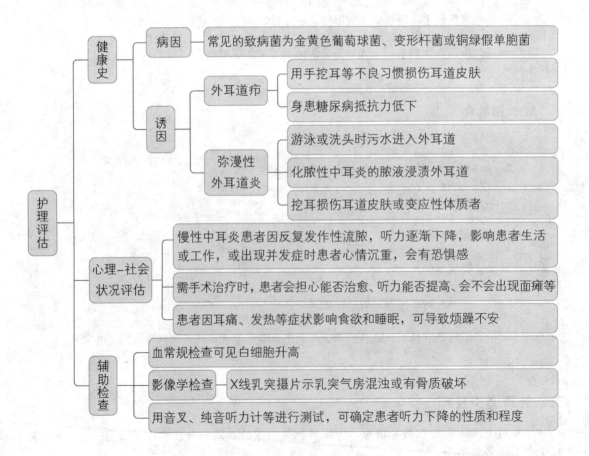

护理评估
- 健康史
  - 病因
    - 常见的致病菌为金黄色葡萄球菌、变形杆菌或铜绿假单胞菌
  - 诱因
    - 外耳道疖
      - 用手挖耳等不良习惯损伤耳道皮肤
      - 身患糖尿病抵抗力低下
    - 弥漫性外耳道炎
      - 游泳或洗头时污水进入外耳道
      - 化脓性中耳炎的脓液浸渍外耳道
      - 挖耳损伤耳道皮肤或变应性体质者
- 心理-社会状况评估
  - 慢性中耳炎患者因反复发作性流脓，听力逐渐下降，影响患者生活或工作，或出现并发症时患者心情沉重，会有恐惧感
  - 需手术治疗时，患者会担心能否治愈、听力能否提高、会不会出现面瘫等
  - 患者因耳痛、发热等症状影响食欲和睡眠，可导致烦躁不安
- 辅助检查
  - 血常规检查可见白细胞升高
  - 影像学检查
    - X线乳突摄片示乳突气房混浊或有骨质破坏
  - 用音叉、纯音听力计等进行测试，可确定患者听力下降的性质和程度

3. 护理诊断

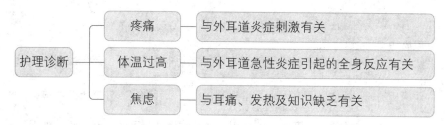

护理诊断
- 疼痛 —— 与外耳道炎症刺激有关
- 体温过高 —— 与外耳道急性炎症引起的全身反应有关
- 焦虑 —— 与耳痛、发热及知识缺乏有关

4. 护理措施

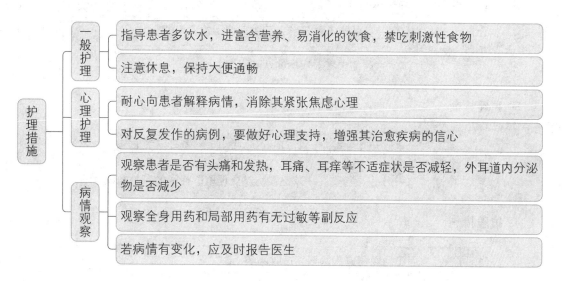

护理措施
- 一般护理
  - 指导患者多饮水，进富含营养、易消化的饮食，禁吃刺激性食物
  - 注意休息，保持大便通畅
- 心理护理
  - 耐心向患者解释病情，消除其紧张焦虑心理
  - 对反复发作的病例，要做好心理支持，增强其治愈疾病的信心
- 病情观察
  - 观察患者是否有头痛和发热，耳痛、耳痒等不适症状是否减轻，外耳道内分泌物是否减少
  - 观察全身用药和局部用药有无过敏等副反应
  - 若病情有变化，应及时报告医生

5. 健康教育

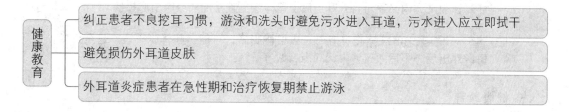

健康教育
- 纠正患者不良挖耳习惯，游泳和洗头时避免污水进入耳道，污水进入应立即拭干
- 避免损伤外耳道皮肤
- 外耳道炎症患者在急性期和治疗恢复期禁止游泳

三、耵聍栓塞

耵聍是耳道内耵聍腺的分泌物，呈淡黄色黏稠状。正常情况下，靠颞颌关节运动，牵拉外耳道，使其不断排出。如因排出受阻或分泌过旺，耵聍堆积耳道内，凝聚成团块状，称为耵聍栓塞。可影响听力。

1. 临床表现

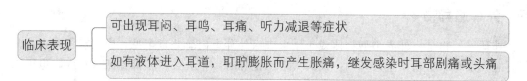

临床表现
- 可出现耳闷、耳鸣、耳痛、听力减退等症状
- 如有液体进入耳道，耵聍膨胀而产生胀痛，继发感染时耳部剧痛或头痛

2. 护理评估

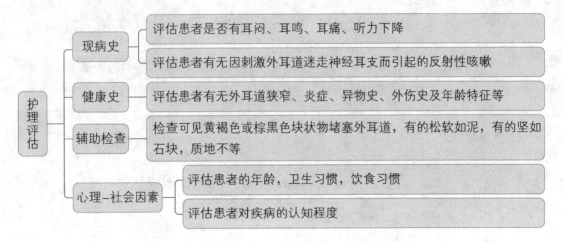

护理评估
- 现病史
  - 评估患者是否有耳闷、耳鸣、耳痛、听力下降
  - 评估患者有无因刺激外耳道迷走神经耳支而引起的反射性咳嗽
- 健康史
  - 评估患者有无外耳道狭窄、炎症、异物史、外伤史及年龄特征等
- 辅助检查
  - 检查可见黄褐色或棕黑色块状物堵塞外耳道，有的松软如泥，有的坚如石块，质地不等
- 心理－社会因素
  - 评估患者的年龄，卫生习惯，饮食习惯
  - 评估患者对疾病的认知程度

3. 护理诊断

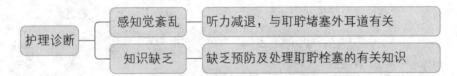

护理诊断
- 感知觉紊乱 —— 听力减退，与耵聍堵塞外耳道有关
- 知识缺乏 —— 缺乏预防及处理耵聍栓塞的有关知识

4. 护理措施

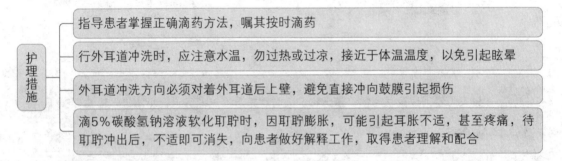

护理措施
- 指导患者掌握正确滴药方法，嘱其按时滴药
- 行外耳道冲洗时，应注意水温，勿过热或过凉，接近于体温温度，以免引起眩晕
- 外耳道冲洗方向必须对着外耳道后上壁，避免直接冲向鼓膜引起损伤
- 滴5%碳酸氢钠溶液软化耵聍时，因耵聍膨胀，可能引起耳胀不适，甚至疼痛，待耵聍冲出后，不适即可消失，向患者做好解释工作，取得患者理解和配合

5. 健康教育

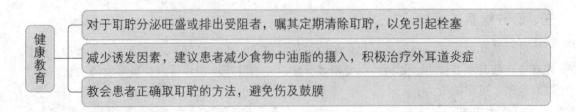

健康教育
- 对于耵聍分泌旺盛或排出受阻者，嘱其定期清除耵聍，以免引起栓塞
- 减少诱发因素，建议患者减少食物中油脂的摄入，积极治疗外耳道炎症
- 教会患者正确取耵聍的方法，避免伤及鼓膜

四、外耳道异物

外耳道异物是指外界小型物体或小昆虫进入外耳道内。儿童多见，成人也可发生。儿童玩耍时，误将小型物体塞入耳内。成人大多为挖耳时，将火柴棒或棉签断入耳内，也可因外伤时遗留小物体，以及小昆虫进入耳内等。

1. 临床表现

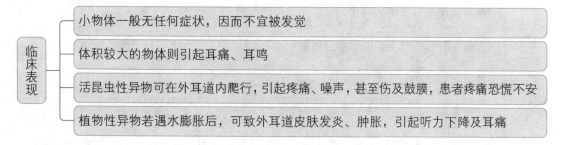

临床表现
- 小物体一般无任何症状，因而不宜被发觉
- 体积较大的物体则引起耳痛、耳鸣
- 活昆虫性异物可在外耳道内爬行，引起疼痛、噪声，甚至伤及鼓膜，患者疼痛恐慌不安
- 植物性异物若遇水膨胀后，可致外耳道皮肤发炎、肿胀，引起听力下降及耳痛

2. 护理评估

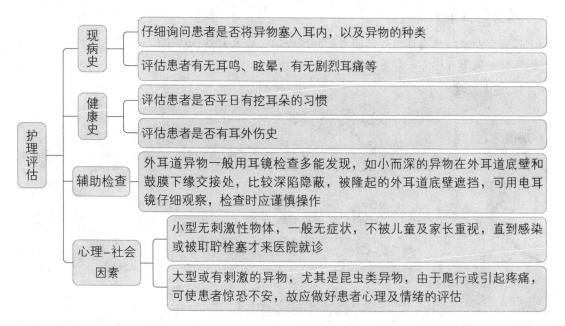

护理评估
- 现病史
  - 仔细询问患者是否将异物塞入耳内，以及异物的种类
  - 评估患者有无耳鸣、眩晕，有无剧烈耳痛等
- 健康史
  - 评估患者是否平日有挖耳朵的习惯
  - 评估患者是否有耳外伤史
- 辅助检查
  - 外耳道异物一般用耳镜检查多能发现，如小而深的异物在外耳道底壁和鼓膜下缘交接处，比较深陷隐蔽，被隆起的外耳道底壁遮挡，可用电耳镜仔细观察，检查时应谨慎操作
- 心理-社会因素
  - 小型无刺激性物体，一般无症状，不被儿童及家长重视，直到感染或被耵聍栓塞才来医院就诊
  - 大型或有刺激的异物，尤其是昆虫类异物，由于爬行或引起疼痛，可使患者惊恐不安，故应做好患者心理及情绪的评估

3. 护理诊断

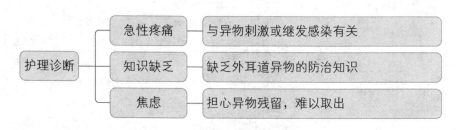

护理诊断
- 急性疼痛 —— 与异物刺激或继发感染有关
- 知识缺乏 —— 缺乏外耳道异物的防治知识
- 焦虑 —— 担心异物残留，难以取出

4. 护理措施

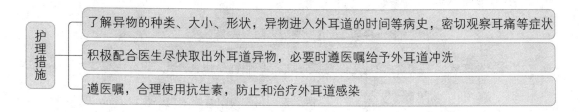

护理措施
- 了解异物的种类、大小、形状，异物进入外耳道的时间等病史，密切观察耳痛等症状
- 积极配合医生尽快取出外耳道异物，必要时遵医嘱给予外耳道冲洗
- 遵医嘱，合理使用抗生素，防止和治疗外耳道感染

5. 健康教育

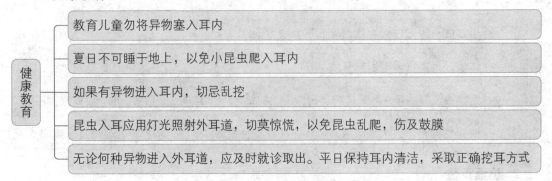

健康教育
- 教育儿童勿将异物塞入耳内
- 夏日不可睡于地上，以免小昆虫爬入耳内
- 如果有异物进入耳内，切忌乱挖
- 昆虫入耳应用灯光照射外耳道，切莫惊慌，以免昆虫乱爬，伤及鼓膜
- 无论何种异物进入外耳道，应及时就诊取出。平日保持耳内清洁，采取正确挖耳方式

五、耳郭假性囊肿

耳郭假性囊肿是指耳郭外侧面有囊肿样隆起，内含浆液性渗出液。耳郭假性囊肿多发于一侧耳郭，以男性居多，好发年龄在 30～40 岁。

1. 临床表现

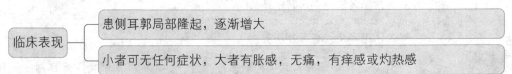

临床表现
- 患侧耳郭局部隆起，逐渐增大
- 小者可无任何症状，大者有胀感，无痛，有痒感或灼热感

2. 护理评估

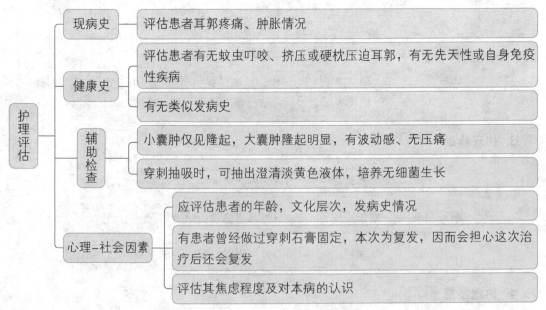

护理评估
- 现病史
  - 评估患者耳郭疼痛、肿胀情况
- 健康史
  - 评估患者有无蚊虫叮咬、挤压或硬枕压迫耳郭，有无先天性或自身免疫性疾病
  - 有无类似发病史
- 辅助检查
  - 小囊肿仅见隆起，大囊肿隆起明显，有波动感、无压痛
  - 穿刺抽吸时，可抽出澄清淡黄色液体，培养无细菌生长
- 心理-社会因素
  - 应评估患者的年龄，文化层次，发病史情况
  - 有患者曾经做过穿刺石膏固定，本次为复发，因而会担心这次治疗后还会复发
  - 评估其焦虑程度及对本病的认识

3. 护理诊断

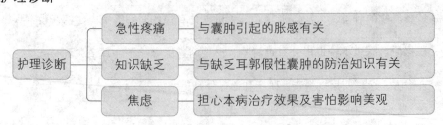

护理诊断
- 急性疼痛 —— 与囊肿引起的胀感有关
- 知识缺乏 —— 与缺乏耳郭假性囊肿的防治知识有关
- 焦虑 —— 担心本病治疗效果及害怕影响美观

4. 护理措施

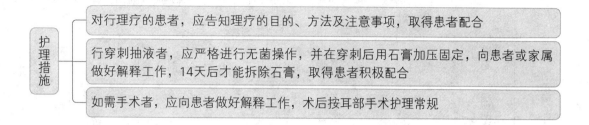

护理措施
- 对行理疗的患者，应告知理疗的目的、方法及注意事项，取得患者配合
- 行穿刺抽液者，应严格进行无菌操作，并在穿刺后用石膏加压固定，向患者或家属做好解释工作，14天后才能拆除石膏，取得患者积极配合
- 如需手术者，应向患者做好解释工作，术后按耳部手术护理常规

5. 健康教育

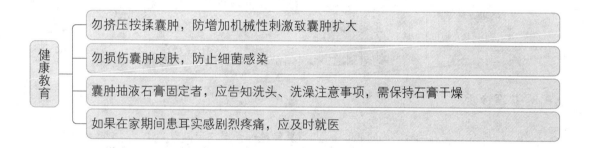

健康教育
- 勿挤压按揉囊肿，防增加机械性刺激致囊肿扩大
- 勿损伤囊肿皮肤，防止细菌感染
- 囊肿抽液石膏固定者，应告知洗头、洗澡注意事项，需保持石膏干燥
- 如果在家期间患耳实感剧烈疼痛，应及时就医

六、耳郭外伤

耳郭外伤是指各种外力因素造成的耳郭损伤。常见的耳郭外伤有挫伤、撕裂伤、冻伤与烧伤等。临床以前两者为多见，可单独发生，也可伴有发头面部损伤。

1. 临床表现

耳郭外伤根据病因和程度的不同，症状也不同。

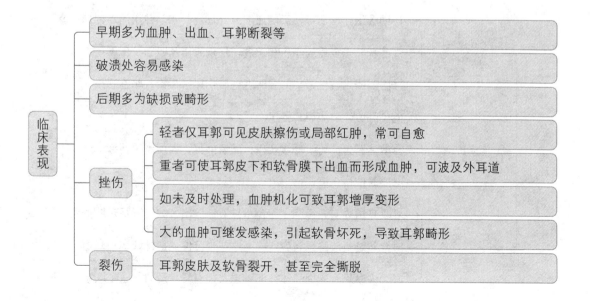

临床表现
- 早期多为血肿、出血、耳郭断裂等
- 破溃处容易感染
- 后期多为缺损或畸形
- 挫伤
  - 轻者仅耳郭可见皮肤擦伤或局部红肿，常可自愈
  - 重者可使耳郭皮下和软骨膜下出血而形成血肿，可波及外耳道
  - 如未及时处理，血肿机化可致耳郭增厚变形
  - 大的血肿可继发感染，引起软骨坏死，导致耳郭畸形
- 裂伤
  - 耳郭皮肤及软骨裂开，甚至完全撕脱

2. 护理评估

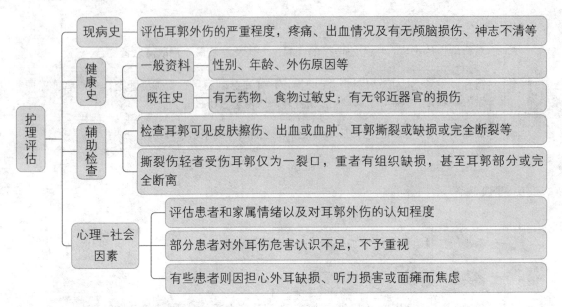

护理评估
- 现病史 —— 评估耳郭外伤的严重程度，疼痛、出血情况及有无颅脑损伤、神志不清等
- 健康史
  - 一般资料 —— 性别、年龄、外伤原因等
  - 既往史 —— 有无药物、食物过敏史；有无邻近器官的损伤
- 辅助检查
  - 检查耳郭可见皮肤擦伤、出血或血肿、耳郭撕裂或缺损或完全断裂等
  - 撕裂伤轻者受伤耳郭仅为一裂口，重者有组织缺损，甚至耳郭部分或完全断离
- 心理–社会因素
  - 评估患者和家属情绪以及对耳郭外伤的认知程度
  - 部分患者对外耳伤危害认识不足，不予重视
  - 有些患者则因担心外耳缺损、听力损害或面瘫而焦虑

3. 护理诊断

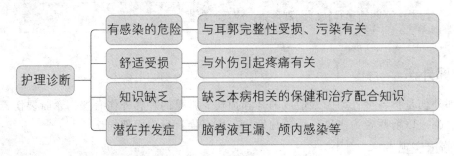

护理诊断
- 有感染的危险 —— 与耳郭完整性受损、污染有关
- 舒适受损 —— 与外伤引起疼痛有关
- 知识缺乏 —— 缺乏本病相关的保健和治疗配合知识
- 潜在并发症 —— 脑脊液耳漏、颅内感染等

4. 护理措施

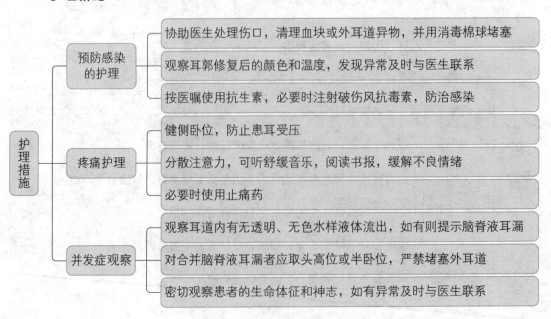

护理措施
- 预防感染的护理
  - 协助医生处理伤口，清理血块或外耳道异物，并用消毒棉球堵塞
  - 观察耳郭修复后的颜色和温度，发现异常及时与医生联系
  - 按医嘱使用抗生素，必要时注射破伤风抗毒素，防治感染
- 疼痛护理
  - 健侧卧位，防止患耳受压
  - 分散注意力，可听舒缓音乐，阅读书报，缓解不良情绪
  - 必要时使用止痛药
- 并发症观察
  - 观察耳道内有无透明、无色水样液体流出，如有则提示脑脊液耳漏
  - 对合并脑脊液耳漏者应取头高位或半卧位，严禁堵塞外耳道
  - 密切观察患者的生命体征和神志，如有异常及时与医生联系

5. 健康教育

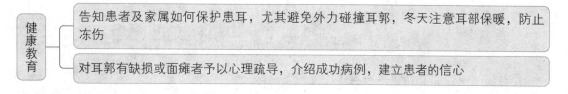

| 健康教育 | 告知患者及家属如何保护患耳，尤其避免外力碰撞耳郭，冬天注意耳部保暖，防止冻伤 |
| | 对耳郭有缺损或面瘫者予以心理疏导，介绍成功病例，建立患者的信心 |

七、鼓膜外伤

鼓膜较薄，若遭受直接或间接的外力损伤，将引起鼓膜外伤。

1. 临床表现

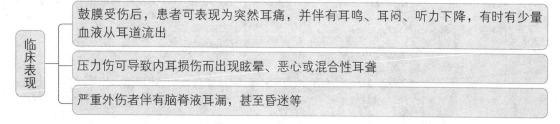

临床表现	鼓膜受伤后，患者可表现为突然耳痛，并伴有耳鸣、耳闷、听力下降，有时有少量血液从耳道流出
	压力伤可导致内耳损伤而出现眩晕、恶心或混合性耳聋
	严重外伤者伴有脑脊液耳漏，甚至昏迷等

2. 护理评估

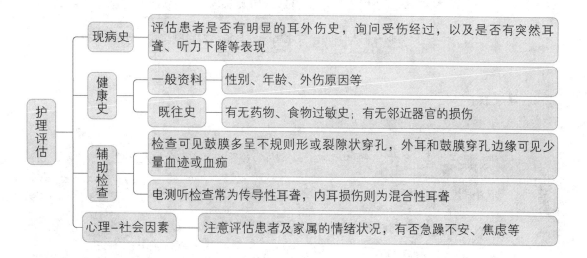

护理评估	现病史		评估患者是否有明显的耳外伤史，询问受伤经过，以及是否有突然耳聋、听力下降等表现
	健康史	一般资料	性别、年龄、外伤原因等
		既往史	有无药物、食物过敏史；有无邻近器官的损伤
	辅助检查		检查可见鼓膜多呈不规则形或裂隙状穿孔，外耳和鼓膜穿孔边缘可见少量血迹或血痂
			电测听检查常为传导性耳聋，内耳损伤则为混合性耳聋
	心理-社会因素		注意评估患者及家属的情绪状况，有否急躁不安、焦虑等

3. 护理诊断

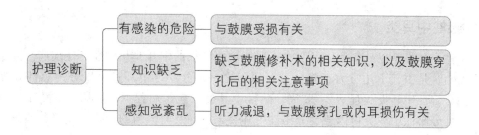

护理诊断	有感染的危险	与鼓膜受损有关
	知识缺乏	缺乏鼓膜修补术的相关知识，以及鼓膜穿孔后的相关注意事项
	感知觉紊乱	听力减退，与鼓膜穿孔或内耳损伤有关

4. 护理措施

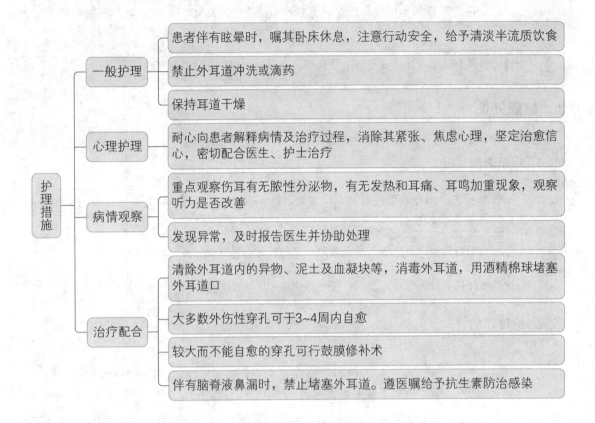

护理措施

一般护理
- 患者伴有眩晕时，嘱其卧床休息，注意行动安全，给予清淡半流质饮食
- 禁止外耳道冲洗或滴药
- 保持耳道干燥

心理护理
- 耐心向患者解释病情及治疗过程，消除其紧张、焦虑心理，坚定治愈信心，密切配合医生、护士治疗

病情观察
- 重点观察伤耳有无脓性分泌物，有无发热和耳痛、耳鸣加重现象，观察听力是否改善
- 发现异常，及时报告医生并协助处理

治疗配合
- 清除外耳道内的异物、泥土及血凝块等，消毒外耳道，用酒精棉球堵塞外耳道口
- 大多数外伤性穿孔可于3~4周内自愈
- 较大而不能自愈的穿孔可行鼓膜修补术
- 伴有脑脊液鼻漏时，禁止堵塞外耳道。遵医嘱给予抗生素防治感染

5. 健康教育

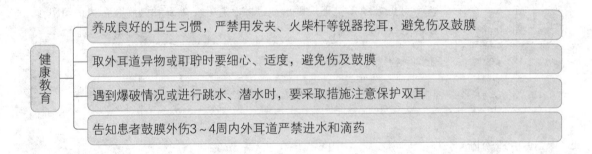

健康教育
- 养成良好的卫生习惯，严禁用发夹、火柴杆等锐器挖耳，避免伤及鼓膜
- 取外耳道异物或耵聍时要细心、适度，避免伤及鼓膜
- 遇到爆破情况或进行跳水、潜水时，要采取措施注意保护双耳
- 告知患者鼓膜外伤3~4周内外耳道严禁进水和滴药

八、分泌性中耳炎

分泌性中耳炎是以鼓室积液及听力下降为主要特征的中耳非化脓性炎性疾病。儿童发病率较成人高，是引起小儿听力下降的重要原因之一。分泌性中耳炎可以分为急性和慢性两种。急性分泌性中耳炎病程达6~8周，急性中耳炎未愈，病程＞8周者称为慢性分泌性中耳炎。慢性分泌性中耳炎可因急性分泌性中耳炎未得到及时恰当的治疗，或由急性分泌性中耳炎反复发作，迁延转化而来。

1. 临床表现

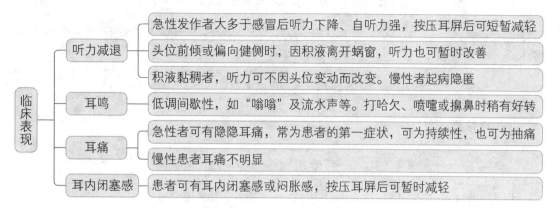

临床表现
- 听力减退
  - 急性发作者大多于感冒后听力下降、自听力强，按压耳屏后可短暂减轻
  - 头位前倾或偏向健侧时，因积液离开蜗窗，听力也可暂时改善
  - 积液黏稠者，听力可不因头位变动而改变。慢性者起病隐匿
- 耳鸣
  - 低调间歇性，如"嗡嗡"及流水声等。打哈欠、喷嚏或擤鼻时稍有好转
- 耳痛
  - 急性者可有隐隐耳痛，常为患者的第一症状，可为持续性，也可为抽痛
  - 慢性患者耳痛不明显
- 耳内闭塞感
  - 患者可有耳内闭塞感或闷胀感，按压耳屏后可暂时减轻

2. 护理评估

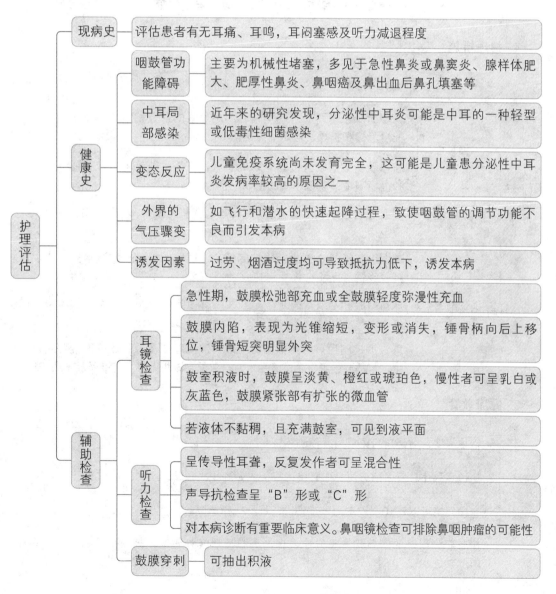

护理评估
- 现病史
  - 评估患者有无耳痛、耳鸣，耳闷塞感及听力减退程度
- 健康史
  - 咽鼓管功能障碍
    - 主要为机械性堵塞，多见于急性鼻炎或鼻窦炎、腺样体肥大、肥厚性鼻炎、鼻咽癌及鼻出血后鼻孔填塞等
  - 中耳局部感染
    - 近年来的研究发现，分泌性中耳炎可能是中耳的一种轻型或低毒性细菌感染
  - 变态反应
    - 儿童免疫系统尚未发育完全，这可能是儿童患分泌性中耳炎发病率较高的原因之一
  - 外界的气压骤变
    - 如飞行和潜水的快速起降过程，致使咽鼓管的调节功能不良而引发本病
  - 诱发因素
    - 过劳、烟酒过度均可导致抵抗力低下，诱发本病
- 辅助检查
  - 耳镜检查
    - 急性期，鼓膜松弛部充血或全鼓膜轻度弥漫性充血
    - 鼓膜内陷，表现为光锥缩短，变形或消失，锤骨柄向后上移位，锤骨短突明显外突
    - 鼓室积液时，鼓膜呈淡黄、橙红或琥珀色，慢性者可呈乳白或灰蓝色，鼓膜紧张部有扩张的微血管
    - 若液体不黏稠，且充满鼓室，可见到液平面
  - 听力检查
    - 呈传导性耳聋，反复发作者可呈混合性
    - 声导抗检查呈"B"形或"C"形
    - 对本病诊断有重要临床意义。鼻咽镜检查可排除鼻咽肿瘤的可能性
  - 鼓膜穿刺
    - 可抽出积液

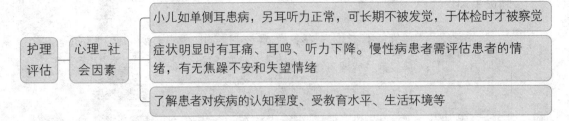

护理评估 — 心理-社会因素

- 小儿如单侧耳患病，另耳听力正常，可长期不被发觉，于体检时才被察觉
- 症状明显时有耳痛、耳鸣、听力下降。慢性病患者需评估患者的情绪，有无焦躁不安和失望情绪
- 了解患者对疾病的认知程度、受教育水平、生活环境等

3. 护理诊断

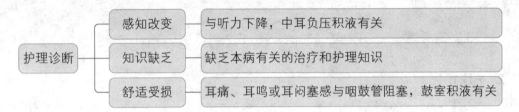

护理诊断
- 感知改变 —— 与听力下降，中耳负压积液有关
- 知识缺乏 —— 缺乏本病有关的治疗和护理知识
- 舒适受损 —— 耳痛、耳鸣或耳闷塞感与咽鼓管阻塞，鼓室积液有关

4. 护理措施

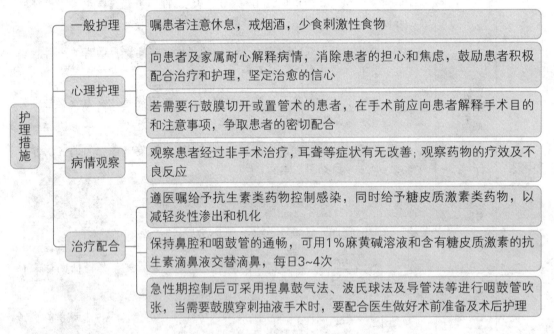

护理措施
- 一般护理 —— 嘱患者注意休息，戒烟酒，少食刺激性食物
- 心理护理
  - 向患者及家属耐心解释病情，消除患者的担心和焦虑，鼓励患者积极配合治疗和护理，坚定治愈的信心
  - 若需要行鼓膜切开或置管术的患者，在手术前应向患者解释手术目的和注意事项，争取患者的密切配合
- 病情观察 —— 观察患者经过非手术治疗，耳聋等症状有无改善；观察药物的疗效及不良反应
- 治疗配合
  - 遵医嘱给予抗生素类药物控制感染，同时给予糖皮质激素类药物，以减轻炎性渗出和机化
  - 保持鼻腔和咽鼓管的通畅，可用1%麻黄碱溶液和含有糖皮质激素的抗生素滴鼻液交替滴鼻，每日3~4次
  - 急性期控制后可采用捏鼻鼓气法、波氏球法及导管法等进行咽鼓管吹张，当需要鼓膜穿刺抽液手术时，要配合医生做好术前准备及术后护理

5. 健康教育

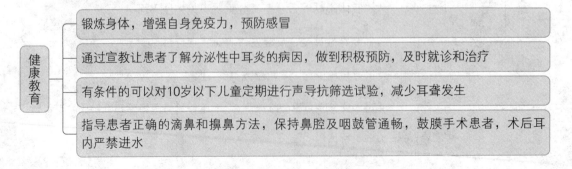

健康教育
- 锻炼身体，增强自身免疫力，预防感冒
- 通过宣教让患者了解分泌性中耳炎的病因，做到积极预防，及时就诊和治疗
- 有条件的可以对10岁以下儿童定期进行声导抗筛选试验，减少耳聋发生
- 指导患者正确的滴鼻和擤鼻方法，保持鼻腔及咽鼓管通畅，鼓膜手术患者，术后耳内严禁进水

九、急性化脓性中耳炎

急性化脓性中耳炎是指致病菌直接侵入中耳黏膜的急性化脓性炎症，病变可累及鼓室、咽鼓管、鼓窦、乳突，并可引发急性乳突炎。好发于儿童，可至听力损害。冬春季多见。

1. 临床表现

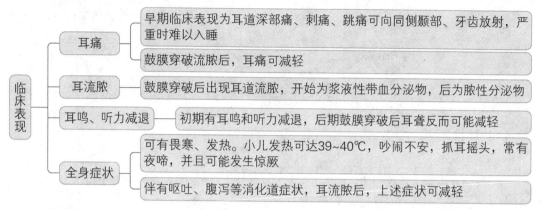

2. 护理评估

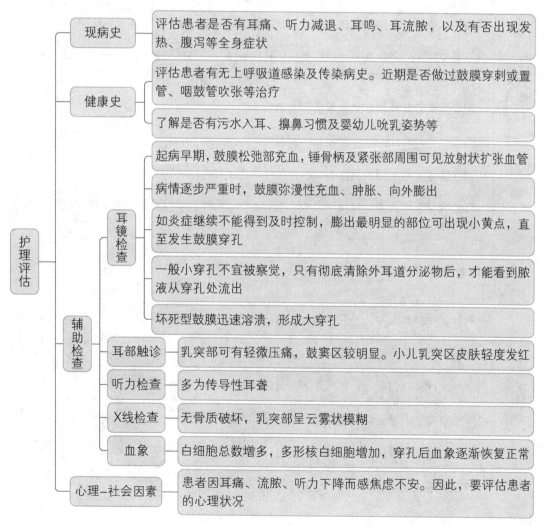

3. 护理诊断

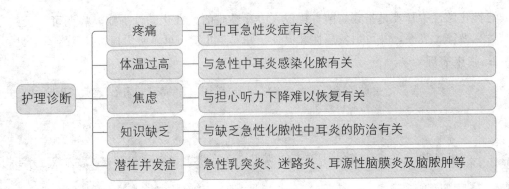

护理诊断
- 疼痛 —— 与中耳急性炎症有关
- 体温过高 —— 与急性中耳炎感染化脓有关
- 焦虑 —— 与担心听力下降难以恢复有关
- 知识缺乏 —— 与缺乏急性化脓性中耳炎的防治有关
- 潜在并发症 —— 急性乳突炎、迷路炎、耳源性脑膜炎及脑脓肿等

4. 护理措施

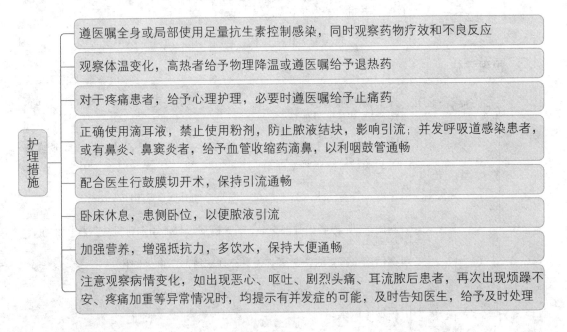

护理措施
- 遵医嘱全身或局部使用足量抗生素控制感染，同时观察药物疗效和不良反应
- 观察体温变化，高热者给予物理降温或遵医嘱给予退热药
- 对于疼痛患者，给予心理护理，必要时遵医嘱给予止痛药
- 正确使用滴耳液，禁止使用粉剂，防止脓液结块，影响引流；并发呼吸道感染患者，或有鼻炎、鼻窦炎者，给予血管收缩药滴鼻，以利咽鼓管通畅
- 配合医生行鼓膜切开术，保持引流通畅
- 卧床休息，患侧卧位，以便脓液引流
- 加强营养，增强抵抗力，多饮水，保持大便通畅
- 注意观察病情变化，如出现恶心、呕吐、剧烈头痛、耳流脓后患者，再次出现烦躁不安、疼痛加重等异常情况时，均提示有并发症的可能，及时告知医生，给予及时处理

5. 健康教育

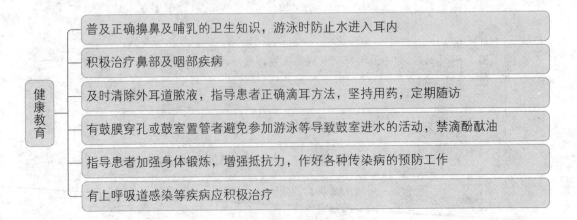

健康教育
- 普及正确擤鼻及哺乳的卫生知识，游泳时防止水进入耳内
- 积极治疗鼻部及咽部疾病
- 及时清除外耳道脓液，指导患者正确滴耳方法，坚持用药，定期随访
- 有鼓膜穿孔或鼓室置管者避免参加游泳等导致鼓室进水的活动，禁滴酚甘油
- 指导患者加强身体锻炼，增强抵抗力，作好各种传染病的预防工作
- 有上呼吸道感染等疾病应积极治疗

十、慢性化脓性中耳炎

慢性化脓性中耳炎是中耳黏膜、骨膜或者深达骨质的慢性化脓性炎症。病变可侵犯鼓室、鼓窦、乳突和咽鼓管。急性中耳炎未及时治疗或者治疗不当，经过 1～2 个月可转变为慢性。致病菌以金黄色葡萄球菌、铜绿假单胞菌为主，以及变形杆菌、克雷伯杆菌等。

1. 临床表现

慢性化脓性中耳炎根据临床表现和性质不同，可分为 3 种类型，即单纯型、骨疡型和胆脂瘤型。

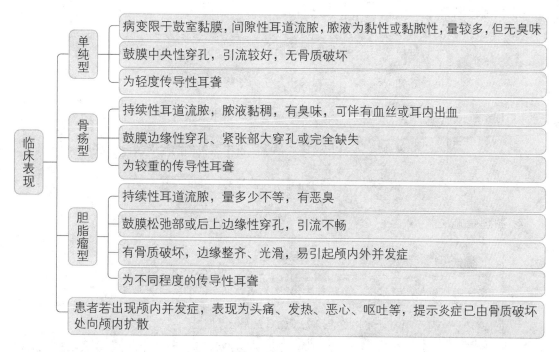

临床表现

- **单纯型**
  - 病变限于鼓室黏膜，间隙性耳道流脓，脓液为黏性或黏脓性，量较多，但无臭味
  - 鼓膜中央性穿孔，引流较好，无骨质破坏
  - 为轻度传导性耳聋
- **骨疡型**
  - 持续性耳道流脓，脓液黏稠，有臭味，可伴有血丝或耳内出血
  - 鼓膜边缘性穿孔、紧张部大穿孔或完全缺失
  - 为较重的传导性耳聋
- **胆脂瘤型**
  - 持续性耳道流脓，量多少不等，有恶臭
  - 鼓膜松弛部或后上边缘性穿孔，引流不畅
  - 有骨质破坏，边缘整齐、光滑，易引起颅内外并发症
  - 为不同程度的传导性耳聋
- 患者若出现颅内并发症，表现为头痛、发热、恶心、呕吐等，提示炎症已由骨质破坏处向颅内扩散

2. 护理评估

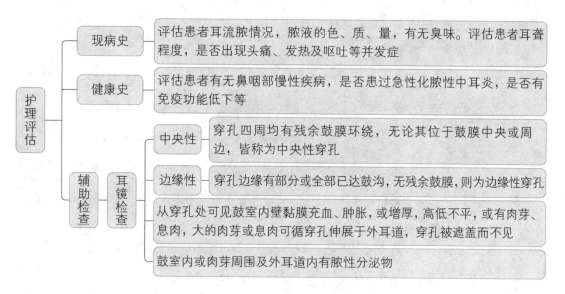

护理评估

- **现病史**：评估患者耳流脓情况，脓液的色、质、量，有无臭味。评估患者耳聋程度，是否出现头痛、发热及呕吐等并发症
- **健康史**：评估患者有无鼻咽部慢性疾病，是否患过急性化脓性中耳炎，是否有免疫功能低下等
- **辅助检查**
  - **耳镜检查**
    - **中央性**：穿孔四周均有残余鼓膜环绕，无论其位于鼓膜中央或周边，皆称为中央性穿孔
    - **边缘性**：穿孔边缘有部分或全部已达鼓沟，无残余鼓膜，则为边缘性穿孔
    - 从穿孔处可见鼓室内壁黏膜充血、肿胀，或增厚，高低不平，或有肉芽、息肉，大的肉芽或息肉可循穿孔伸展于外耳道，穿孔被遮盖而不见
    - 鼓室内或肉芽周围及外耳道内有脓性分泌物

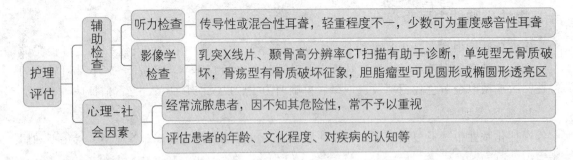

護理
評估
├ 輔助檢查
│   ├ 聽力檢查 ── 傳導性或混合性耳聾，輕重程度不一，少數可為重度感音性耳聾
│   └ 影像學檢查 ── 乳突X線片、顳骨高分辨率CT掃描有助於診斷，單純型無骨質破壞，骨瘍型有骨質破壞徵象，膽脂瘤型可見圓形或橢圓形透亮區
└ 心理-社會因素
    ├ 經常流膿患者，因不知其危險性，常不予以重視
    └ 評估患者的年齡、文化程度、對疾病的認知等

3. 護理診斷

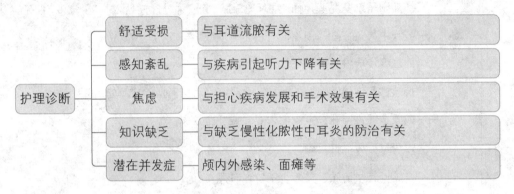

護理診斷
├ 舒適受損 ── 與耳道流膿有關
├ 感知紊亂 ── 與疾病引起聽力下降有關
├ 焦慮 ── 與擔心疾病發展和手術效果有關
├ 知識缺乏 ── 與缺乏慢性化膿性中耳炎的防治有關
└ 潛在併發症 ── 顱內外感染、面癱等

4. 護理措施

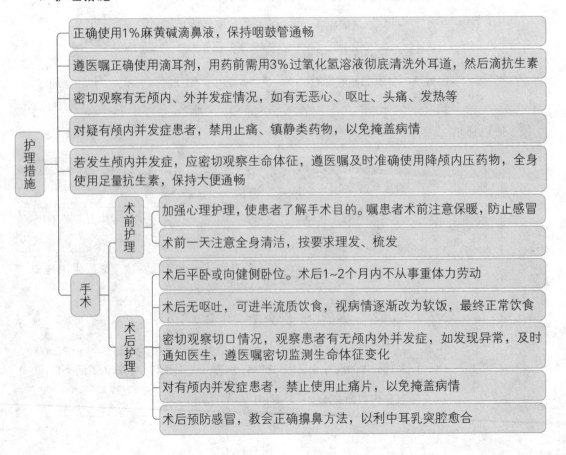

護理措施
├ 正確使用1%麻黃鹼滴鼻液，保持咽鼓管通暢
├ 遵醫囑正確使用滴耳劑，用藥前需用3%過氧化氫溶液徹底清洗外耳道，然後滴抗生素
├ 密切觀察有無顱內、外併發症情況，如有無噁心、嘔吐、頭痛、發熱等
├ 對疑有顱內併發症患者，禁用止痛、鎮靜類藥物，以免掩蓋病情
├ 若發生顱內併發症，應密切觀察生命體徵，遵醫囑及時準確使用降顱內壓藥物，全身使用足量抗生素，保持大便通暢
└ 手術
    ├ 術前護理
    │   ├ 加強心理護理，使患者了解手術目的。囑患者術前注意保暖，防止感冒
    │   └ 術前一天注意全身清潔，按要求理髮、梳髮
    └ 術後護理
        ├ 術後平臥或向健側臥位。術後1~2個月內不從事重體力勞動
        ├ 術後無嘔吐，可進半流質飲食，視病情逐漸改為軟飯，最終正常飲食
        ├ 密切觀察切口情況，觀察患者有無顱內外併發症，如發現異常，及時通知醫生，遵醫囑密切監測生命體徵變化
        ├ 對有顱內併發症患者，禁止使用止痛片，以免掩蓋病情
        └ 術後預防感冒，教會正確擤鼻方法，以利中耳乳突腔愈合

5. 健康教育

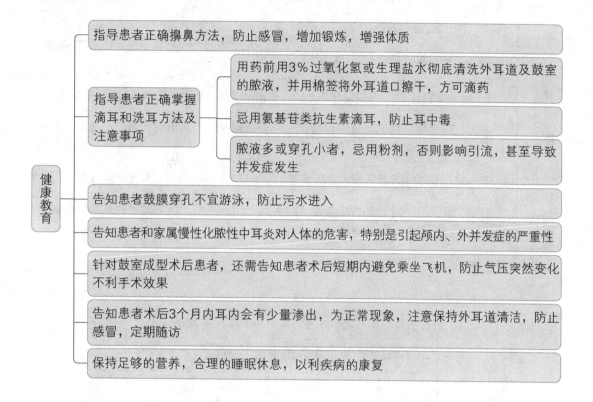

健康教育
- 指导患者正确擤鼻方法，防止感冒，增加锻炼，增强体质
- 指导患者正确掌握滴耳和洗耳方法及注意事项
  - 用药前用3%过氧化氢或生理盐水彻底清洗外耳道及鼓室的脓液，并用棉签将外耳道口擦干，方可滴药
  - 忌用氨基苷类抗生素滴耳，防止耳中毒
  - 脓液多或穿孔小者，忌用粉剂，否则影响引流，甚至导致并发症发生
- 告知患者鼓膜穿孔不宜游泳，防止污水进入
- 告知患者和家属慢性化脓性中耳炎对人体的危害，特别是引起颅内、外并发症的严重性
- 针对鼓室成型术后患者，还需告知患者术后短期内避免乘坐飞机，防止气压突然变化不利手术效果
- 告知患者术后3个月内耳内会有少量渗出，为正常现象，注意保持外耳道清洁，防止感冒，定期随访
- 保持足够的营养，合理的睡眠休息，以利疾病的康复

十一、耳硬化症

耳硬化症主要是指内耳骨迷路发生局灶性病变，形成海绵状新骨替代原正常骨质，并逐渐硬化而产生的疾病。当硬化病灶侵及前庭窗时，可由于镫骨固定而出现临床症状，称为临床耳硬化。女性发病率高于男性，好发年龄为 20～40 岁。

1. 临床表现

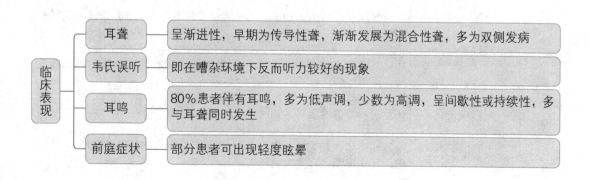

临床表现
- 耳聋 —— 呈渐进性，早期为传导性聋，渐渐发展为混合性聋，多为双侧发病
- 韦氏误听 —— 即在嘈杂环境下反而听力较好的现象
- 耳鸣 —— 80%患者伴有耳鸣，多为低声调，少数为高调，呈间歇性或持续性，多与耳聋同时发生
- 前庭症状 —— 部分患者可出现轻度眩晕

2. 护理评估

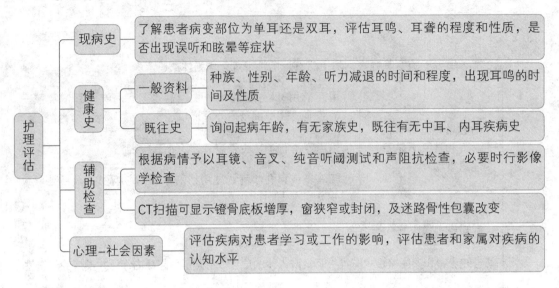

护理评估
- 现病史 —— 了解患者病变部位为单耳还是双耳，评估耳鸣、耳聋的程度和性质，是否出现误听和眩晕等症状
- 健康史
  - 一般资料 —— 种族、性别、年龄、听力减退的时间和程度，出现耳鸣的时间及性质
  - 既往史 —— 询问起病年龄，有无家族史，既往有无中耳、内耳疾病史
- 辅助检查
  - 根据病情予以耳镜、音叉、纯音听阈测试和声阻抗检查，必要时行影像学检查
  - CT扫描可显示镫骨底板增厚，窗狭窄或封闭，及迷路骨性包囊改变
- 心理–社会因素 —— 评估疾病对患者学习或工作的影响，评估患者和家属对疾病的认知水平

3. 护理诊断

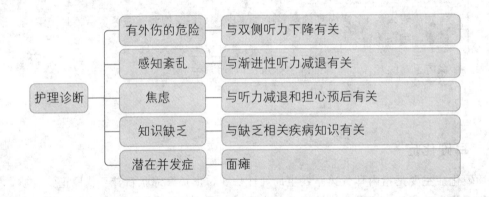

护理诊断
- 有外伤的危险 —— 与双侧听力下降有关
- 感知紊乱 —— 与渐进性听力减退有关
- 焦虑 —— 与听力减退和担心预后有关
- 知识缺乏 —— 与缺乏相关疾病知识有关
- 潜在并发症 —— 面瘫

4. 护理措施
（1）术前护理

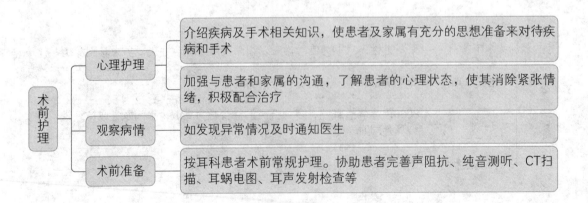

术前护理
- 心理护理
  - 介绍疾病及手术相关知识，使患者及家属有充分的思想准备来对待疾病和手术
  - 加强与患者和家属的沟通，了解患者的心理状态，使其消除紧张情绪，积极配合治疗
- 观察病情 —— 如发现异常情况及时通知医生
- 术前准备 —— 按耳科患者术前常规护理。协助患者完善声阻抗、纯音测听、CT扫描、耳蜗电图、耳声发射检查等

（2）术后护理

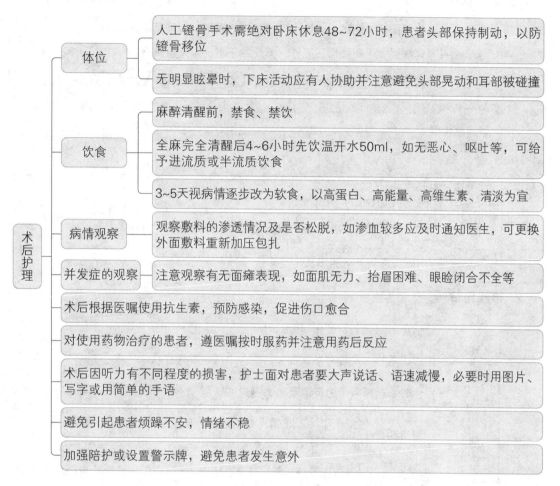

- 术后护理
  - 体位
    - 人工镫骨手术需绝对卧床休息48~72小时，患者头部保持制动，以防镫骨移位
    - 无明显眩晕时，下床活动应有人协助并注意避免头部晃动和耳部被碰撞
  - 饮食
    - 麻醉清醒前，禁食、禁饮
    - 全麻完全清醒后4~6小时先饮温开水50ml，如无恶心、呕吐等，可给予进流质或半流质饮食
    - 3~5天视病情逐步改为软食，以高蛋白、高能量、高维生素、清淡为宜
  - 病情观察
    - 观察敷料的渗透情况及是否松脱，如渗血较多应及时通知医生，可更换外面敷料重新加压包扎
  - 并发症的观察
    - 注意观察有无面瘫表现，如面肌无力、抬眉困难、眼睑闭合不全等
  - 术后根据医嘱使用抗生素，预防感染，促进伤口愈合
  - 对使用药物治疗的患者，遵医嘱按时服药并注意用药后反应
  - 术后因听力有不同程度的损害，护士面对患者要大声说话、语速减慢，必要时用图片、写字或用简单的手语
  - 避免引起患者烦躁不安，情绪不稳
  - 加强陪护或设置警示牌，避免患者发生意外

5. 健康教育

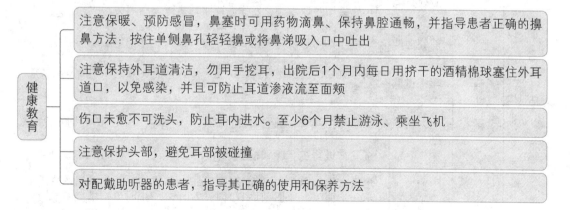

- 健康教育
  - 注意保暖、预防感冒，鼻塞时可用药物滴鼻、保持鼻腔通畅，并指导患者正确的擤鼻方法：按住单侧鼻孔轻轻擤或将鼻涕吸入口中吐出
  - 注意保持外耳道清洁，勿用手挖耳，出院后1个月内每日用挤干的酒精棉球塞住外耳道口，以免感染，并且可防止外耳道渗液流至面颊
  - 伤口未愈不可洗头，防止耳内进水。至少6个月禁止游泳、乘坐飞机
  - 注意保护头部，避免耳部被碰撞
  - 对配戴助听器的患者，指导其正确的使用和保养方法

十二、梅尼埃病

梅尼埃病是一种以膜迷路积水为主要病理改变的特发性内耳疾病，以反复发作、自发性阵发性眩晕、听力下降、波动性耳聋、耳鸣、耳闷、恶心、呕吐等自主神经功能紊乱为典型的临床症状。一般为单耳发病，也可累及双耳，好发于青壮年，发病高峰年龄为30～50岁。

1. 临床表现

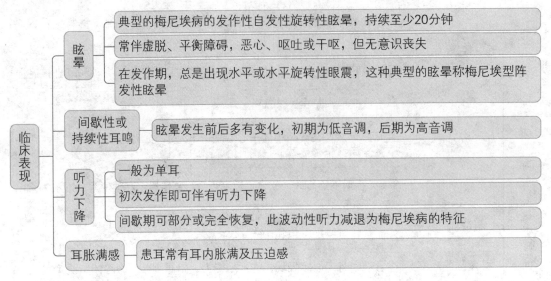

临床表现
- 眩晕
  - 典型的梅尼埃病的发作性自发性旋转性眩晕，持续至少20分钟
  - 常伴虚脱、平衡障碍，恶心、呕吐或干呕，但无意识丧失
  - 在发作期，总是出现水平或水平旋转性眼震，这种典型的眩晕称梅尼埃型阵发性眩晕
- 间歇性或持续性耳鸣
  - 眩晕发生前后多有变化，初期为低音调，后期为高音调
- 听力下降
  - 一般为单耳
  - 初次发作即可伴有听力下降
  - 间歇期可部分或完全恢复，此波动性听力减退为梅尼埃病的特征
- 耳胀满感
  - 患耳常有耳内胀满及压迫感

2. 护理评估

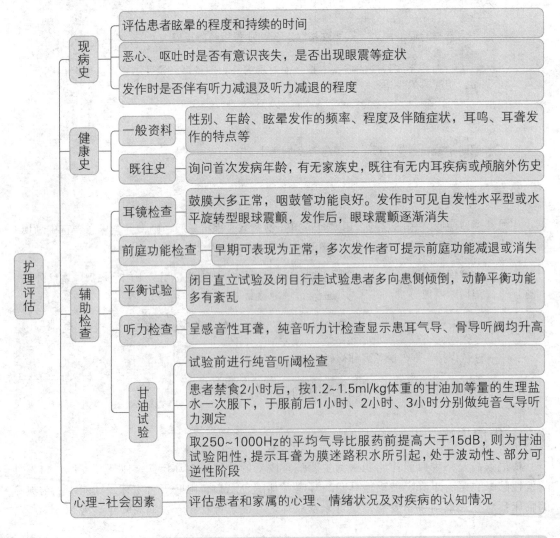

护理评估
- 现病史
  - 评估患者眩晕的程度和持续的时间
  - 恶心、呕吐时是否有意识丧失，是否出现眼震等症状
  - 发作时是否伴有听力减退及听力减退的程度
- 健康史
  - 一般资料：性别、年龄、眩晕发作的频率、程度及伴随症状，耳鸣、耳聋发作的特点等
  - 既往史：询问首次发病年龄，有无家族史，既往有无内耳疾病或颅脑外伤史
- 辅助检查
  - 耳镜检查：鼓膜大多正常，咽鼓管功能良好。发作时可见自发性水平型或水平旋转型眼球震颤，发作后，眼球震颤逐渐消失
  - 前庭功能检查：早期可表现为正常，多次发作者可提示前庭功能减退或消失
  - 平衡试验：闭目直立试验及闭目行走试验患者多向患侧倾倒，动静平衡功能多有紊乱
  - 听力检查：呈感音性耳聋，纯音听力计检查显示患耳气导、骨导听阈均升高
  - 甘油试验：
    - 试验前进行纯音听阈检查
    - 患者禁食2小时后，按1.2~1.5ml/kg体重的甘油加等量的生理盐水一次服下，于服前后1小时、2小时、3小时分别做纯音气导听力测定
    - 取250~1000Hz的平均气导比服药前提高大于15dB，则为甘油试验阳性，提示耳聋为膜迷路积水所引起，处于波动性、部分可逆性阶段
- 心理-社会因素：评估患者和家属的心理、情绪状况及对疾病的认知情况

3. 护理诊断

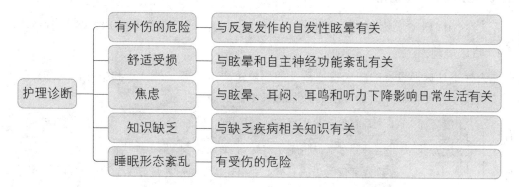

护理诊断
- 有外伤的危险 —— 与反复发作的自发性眩晕有关
- 舒适受损 —— 与眩晕和自主神经功能紊乱有关
- 焦虑 —— 与眩晕、耳闷、耳鸣和听力下降影响日常生活有关
- 知识缺乏 —— 与缺乏疾病相关知识有关
- 睡眠形态紊乱 —— 有受伤的危险

4. 护理措施

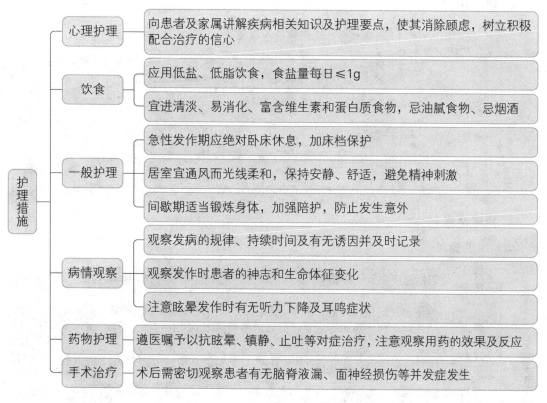

护理措施
- 心理护理 —— 向患者及家属讲解疾病相关知识及护理要点，使其消除顾虑，树立积极配合治疗的信心
- 饮食
  - 应用低盐、低脂饮食，食盐量每日≤1g
  - 宜进清淡、易消化、富含维生素和蛋白质食物，忌油腻食物、忌烟酒
- 一般护理
  - 急性发作期应绝对卧床休息，加床档保护
  - 居室宜通风而光线柔和，保持安静、舒适，避免精神刺激
  - 间歇期适当锻炼身体，加强陪护，防止发生意外
- 病情观察
  - 观察发病的规律、持续时间及有无诱因并及时记录
  - 观察发作时患者的神志和生命体征变化
  - 注意眩晕发作时有无听力下降及耳鸣症状
- 药物护理 —— 遵医嘱予以抗眩晕、镇静、止吐等对症治疗，注意观察用药的效果及反应
- 手术治疗 —— 术后需密切观察患者有无脑脊液漏、面神经损伤等并发症发生

5. 健康教育

健康教育
- 指导患者养成健康的生活习惯，戒烟、戒酒，避免过度劳累，保持情绪稳定，坚持规范用药，避免或减少疾病复发
- 告知患者急性发作期的注意事项及自我防护知识，避免独自外出、骑车或登高，以防意外发生
- 指导患者做眩晕评定：用治疗后2年的最后6个月每月平均眩晕发作次数与治疗前6个月每月平均眩晕发作次数进行比较

十三、先天性小耳畸形

先天性小耳畸形，又称先天性小耳畸形综合征，是因耳郭先天发育不良所造成的一种小耳畸形。

1. 临床表现

先天性小耳畸形患者的临床特征涉及的部位主要是耳郭、外耳道和中耳，内耳往往不受累。按照畸形程度，临床上最常用的分型为三型。

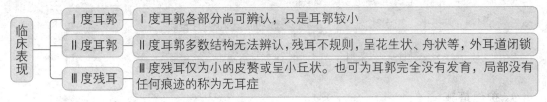

临床表现
- Ⅰ度耳郭 —— Ⅰ度耳郭各部分尚可辨认，只是耳郭较小
- Ⅱ度耳郭 —— Ⅱ度耳郭多数结构无法辨认，残耳不规则，呈花生状、舟状等，外耳道闭锁
- Ⅲ度残耳 —— Ⅲ度残耳仅为小的皮赘或呈小丘状。也可为耳郭完全没有发育，局部没有任何痕迹的称为无耳症

2. 护理评估

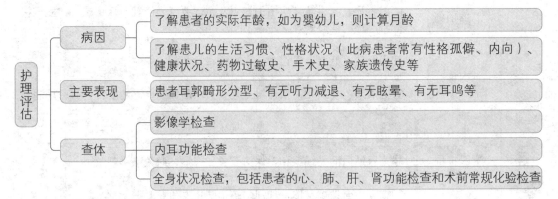

护理评估
- 病因
  - 了解患者的实际年龄，如为婴幼儿，则计算月龄
  - 了解患儿的生活习惯、性格状况（此病患者常有性格孤僻、内向）、健康状况、药物过敏史、手术史、家族遗传史等
- 主要表现 —— 患者耳郭畸形分型、有无听力减退、有无眩晕、有无耳鸣等
- 查体
  - 影像学检查
  - 内耳功能检查
  - 全身状况检查，包括患者的心、肺、肝、肾功能检查和术前常规化验检查

3. 护理措施

（1）术前护理

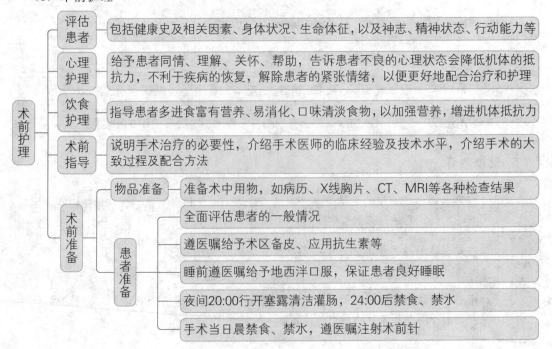

术前护理
- 评估患者 —— 包括健康史及相关因素、身体状况、生命体征，以及神志、精神状态、行动能力等
- 心理护理 —— 给予患者同情、理解、关怀、帮助，告诉患者不良的心理状态会降低机体的抵抗力，不利于疾病的恢复，解除患者的紧张情绪，以便更好地配合治疗和护理
- 饮食护理 —— 指导患者多进食富有营养、易消化、口味清淡食物，以加强营养，增进机体抵抗力
- 术前指导 —— 说明手术治疗的必要性，介绍手术医师的临床经验及技术水平，介绍手术的大致过程及配合方法
- 术前准备
  - 物品准备 —— 准备术中用物，如病历、X线胸片、CT、MRI等各种检查结果
  - 患者准备
    - 全面评估患者的一般情况
    - 遵医嘱给予术区备皮、应用抗生素等
    - 睡前遵医嘱给予地西泮口服，保证患者良好睡眠
    - 夜间20:00行开塞露清洁灌肠，24:00后禁食、禁水
    - 手术当日晨禁食、禁水，遵医嘱注射术前针

（2）术后护理措施

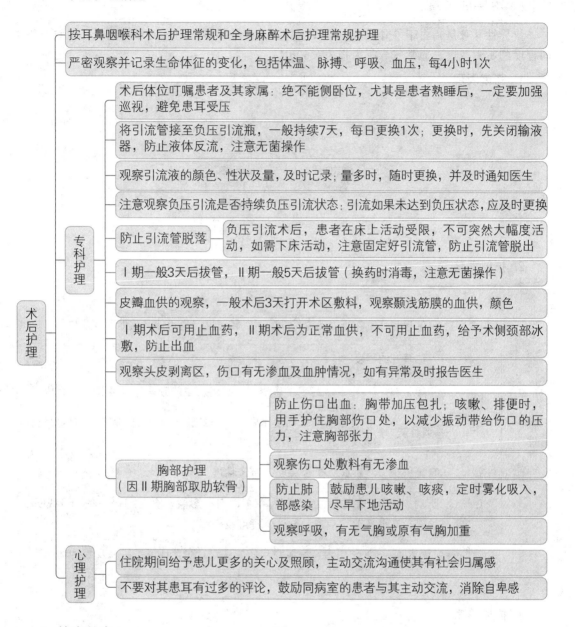

术后护理

按耳鼻咽喉科术后护理常规和全身麻醉术后护理常规护理

严密观察并记录生命体征的变化，包括体温、脉搏、呼吸、血压，每4小时1次

专科护理

术后体位叮嘱患者及其家属：绝不能侧卧位，尤其是患者熟睡后，一定要加强巡视，避免患耳受压

将引流管接至负压引流瓶，一般持续7天，每日更换1次；更换时，先关闭输液器，防止液体反流，注意无菌操作

观察引流液的颜色、性状及量，及时记录；量多时，随时更换，并及时通知医生

注意观察负压引流是否持续负压引流状态：引流如果未达到负压状态，应及时更换

防止引流管脱落 —— 负压引流术后，患者在床上活动受限，不可突然大幅度活动，如需下床活动，注意固定好引流管，防止引流管脱出

Ⅰ期一般3天后拔管，Ⅱ期一般5天后拔管（换药时消毒，注意无菌操作）

皮瓣血供的观察，一般术后3天打开术区敷料，观察颞浅筋膜的血供，颜色

Ⅰ期术后可用止血药，Ⅱ期术后为正常血供，不可用止血药，给予术侧颈部冰敷，防止出血

观察头皮剥离区，伤口有无渗血及血肿情况，如有异常及时报告医生

胸部护理（因Ⅱ期胸部取肋软骨）

防止伤口出血：胸带加压包扎；咳嗽、排便时，用手护住胸部伤口处，以减少振动带给伤口的压力，注意胸部张力

观察伤口处敷料有无渗血

防止肺部感染 —— 鼓励患儿咳嗽、咳痰，定时雾化吸入，尽早下地活动

观察呼吸，有无气胸或原有气胸加重

心理护理

住院期间给予患儿更多的关心及照顾，主动交流沟通使其有社会归属感

不要对其患耳有过多的评论，鼓励同病室的患者与其主动交流，消除自卑感

4. 健康教育

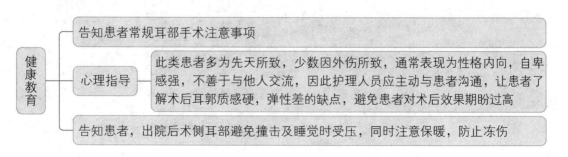

健康教育

告知患者常规耳部手术注意事项

心理指导 —— 此类患者多为先天所致，少数因外伤所致，通常表现为性格内向，自卑感强，不善于与他人交流，因此护理人员应主动与患者沟通，让患者了解术后耳郭质感硬，弹性差的缺点，避免患者对术后效果期盼过高

告知患者，出院后术侧耳部避免撞击及睡觉时受压，同时注意保暖，防止冻伤

十四、传导性耳聋

传导性耳聋是指由于外耳或者中耳发生病变，使外界传入内耳的声能减弱，导致发生不同程度的听力减退。通常气导听力损失<60dB。

1. 临床表现

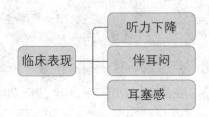

2. 护理评估

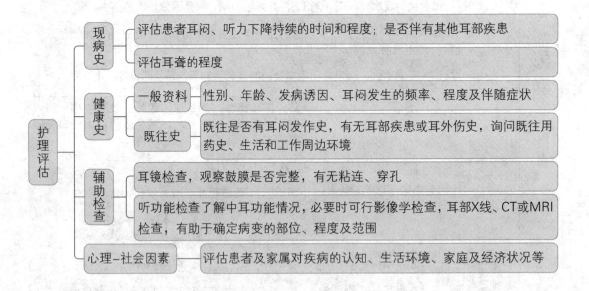

3. 护理诊断

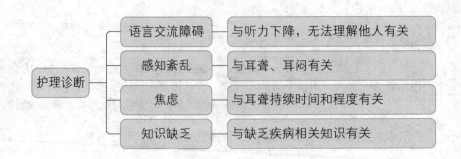

4. 护理措施

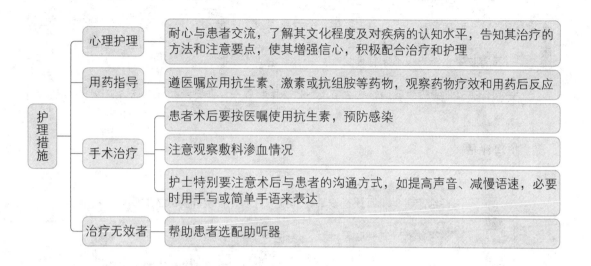

护理措施
- 心理护理：耐心与患者交流，了解其文化程度及对疾病的认知水平，告知其治疗的方法和注意要点，使其增强信心，积极配合治疗和护理
- 用药指导：遵医嘱应用抗生素、激素或抗组胺等药物，观察药物疗效和用药后反应
- 手术治疗：
  - 患者术后要按医嘱使用抗生素，预防感染
  - 注意观察敷料渗血情况
  - 护士特别要注意术后与患者的沟通方式，如提高声音、减慢语速，必要时用手写或简单手语来表达
- 治疗无效者：帮助患者选配助听器

5. 健康教育

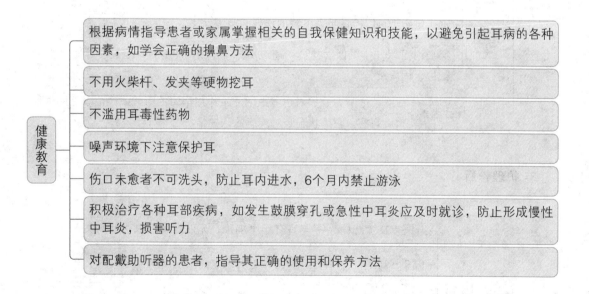

健康教育
- 根据病情指导患者或家属掌握相关的自我保健知识和技能，以避免引起耳病的各种因素，如学会正确的擤鼻方法
- 不用火柴杆、发夹等硬物挖耳
- 不滥用耳毒性药物
- 噪声环境下注意保护耳
- 伤口未愈者不可洗头，防止耳内进水，6个月内禁止游泳
- 积极治疗各种耳部疾病，如发生鼓膜穿孔或急性中耳炎应及时就诊，防止形成慢性中耳炎，损害听力
- 对配戴助听器的患者，指导其正确的使用和保养方法

十五、感音神经性耳聋

感音神经性耳聋是指内耳螺旋器毛细胞、听神经或各级神经元受损，导致声音的感受与分析受到影响，从而阻碍了声音信息的传递，引起的听力下降或消失。

1. 临床表现

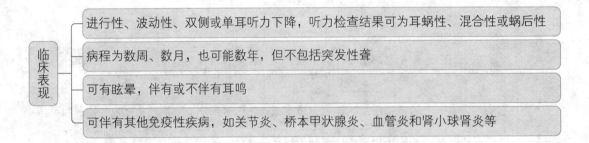

临床表现
- 进行性、波动性、双侧或单耳听力下降，听力检查结果可为耳蜗性、混合性或蜗后性
- 病程为数周、数月，也可能数年，但不包括突发性聋
- 可有眩晕，伴有或不伴有耳鸣
- 可伴有其他免疫性疾病，如关节炎、桥本甲状腺炎、血管炎和肾小球肾炎等

2. 护理评估

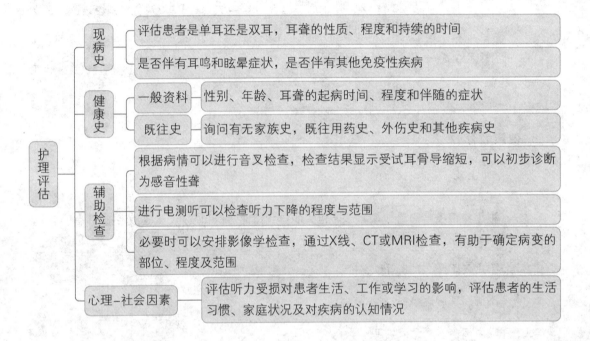

护理评估
- 现病史
  - 评估患者是单耳还是双耳，耳聋的性质、程度和持续的时间
  - 是否伴有耳鸣和眩晕症状，是否伴有其他免疫性疾病
- 健康史
  - 一般资料——性别、年龄、耳聋的起病时间、程度和伴随的症状
  - 既往史——询问有无家族史，既往用药史、外伤史和其他疾病史
- 辅助检查
  - 根据病情可以进行音叉检查，检查结果显示受试耳骨导缩短，可以初步诊断为感音性聋
  - 进行电测听可以检查听力下降的程度与范围
  - 必要时可以安排影像学检查，通过X线、CT或MRI检查，有助于确定病变的部位、程度及范围
- 心理–社会因素——评估听力受损对患者生活、工作或学习的影响，评估患者的生活习惯、家庭状况及对疾病的认知情况

3. 护理诊断

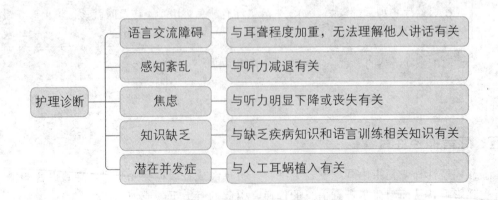

护理诊断
- 语言交流障碍——与耳聋程度加重，无法理解他人讲话有关
- 感知紊乱——与听力减退有关
- 焦虑——与听力明显下降或丧失有关
- 知识缺乏——与缺乏疾病知识和语言训练相关知识有关
- 潜在并发症——与人工耳蜗植入有关

4. 护理措施

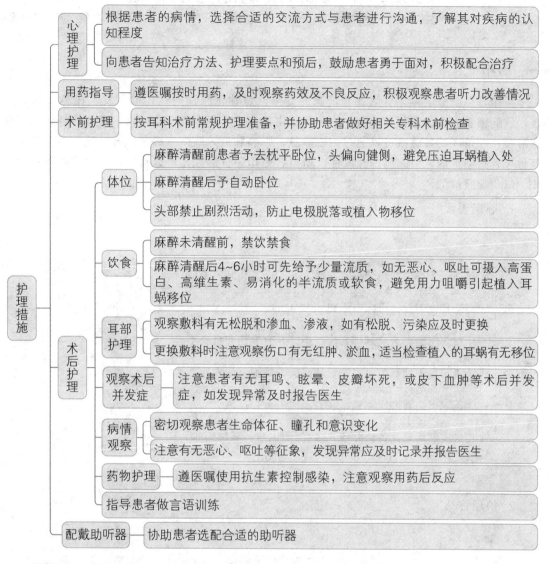

护理措施
- 心理护理
  - 根据患者的病情，选择合适的交流方式与患者进行沟通，了解其对疾病的认知程度
  - 向患者告知治疗方法、护理要点和预后，鼓励患者勇于面对，积极配合治疗
- 用药指导 — 遵医嘱按时用药，及时观察药效及不良反应，积极观察患者听力改善情况
- 术前护理 — 按耳科术前常规护理准备，并协助患者做好相关专科术前检查
- 术后护理
  - 体位
    - 麻醉清醒前患者予去枕平卧位，头偏向健侧，避免压迫耳蜗植入处
    - 麻醉清醒后予自动卧位
    - 头部禁止剧烈活动，防止电极脱落或植入物移位
  - 饮食
    - 麻醉未清醒前，禁饮禁食
    - 麻醉清醒后4~6小时可先给予少量流质，如无恶心、呕吐可摄入高蛋白、高维生素、易消化的半流质或软食，避免用力咀嚼引起植入耳蜗移位
  - 耳部护理
    - 观察敷料有无松脱和渗血、渗液，如有松脱、污染应及时更换
    - 更换敷料时注意观察伤口有无红肿、淤血，适当检查植入的耳蜗有无移位
  - 观察术后并发症 — 注意患者有无耳鸣、眩晕、皮瓣坏死，或皮下血肿等术后并发症，如发现异常及时报告医生
  - 病情观察
    - 密切观察患者生命体征、瞳孔和意识变化
    - 注意有无恶心、呕吐等征象，发现异常应及时记录并报告医生
  - 药物护理 — 遵医嘱使用抗生素控制感染，注意观察用药后反应
  - 指导患者做言语训练
- 配戴助听器 — 协助患者选配合适的助听器

5. 健康教育

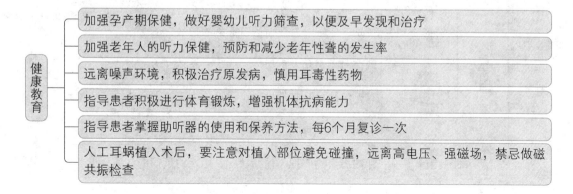

健康教育
- 加强孕产期保健，做好婴幼儿听力筛查，以便及早发现和治疗
- 加强老年人的听力保健，预防和减少老年性聋的发生率
- 远离噪声环境，积极治疗原发病，慎用耳毒性药物
- 指导患者积极进行体育锻炼，增强机体抗病能力
- 指导患者掌握助听器的使用和保养方法，每6个月复诊一次
- 人工耳蜗植入术后，要注意对植入部位避免碰撞，远离高电压、强磁场，禁忌做磁共振检查

第二节 鼻科疾病患者的护理

一、鼻疖

鼻疖是鼻前庭毛囊、皮脂腺和汗腺的局限性急性化脓性炎症，也可发生在鼻尖和鼻翼处，致病菌多为金黄色葡萄球菌。由于鼻疖主要位于鼻部危险三角区内，面部的静脉没有静脉瓣膜，三角区的静脉血可以通过内眦静脉，眼静脉汇入颅内海绵窦。若处理不当（挤压），容易导致感染扩散，引起颅内并发症。所以，鼻疖一旦形成，严禁挤压，对未成熟者忌行切开，以免炎症扩散。

1. 临床表现

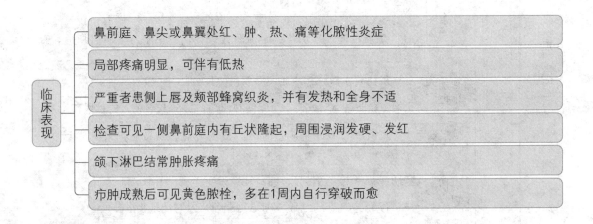

临床表现
- 鼻前庭、鼻尖或鼻翼处红、肿、热、痛等化脓性炎症
- 局部疼痛明显，可伴有低热
- 严重者患侧上唇及颊部蜂窝织炎，并有发热和全身不适
- 检查可见一侧鼻前庭内有丘状隆起，周围浸润发硬、发红
- 颌下淋巴结常肿胀疼痛
- 疖肿成熟后可见黄色脓栓，多在1周内自行穿破而愈

2. 护理评估

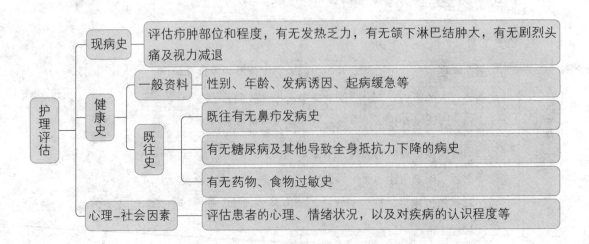

护理评估
- 现病史：评估疖肿部位和程度，有无发热乏力，有无颌下淋巴结肿大，有无剧烈头痛及视力减退
- 健康史
  - 一般资料：性别、年龄、发病诱因、起病缓急等
  - 既往史
    - 既往有无鼻疖发病史
    - 有无糖尿病及其他导致全身抵抗力下降的病史
    - 有无药物、食物过敏史
- 心理-社会因素：评估患者的心理、情绪状况，以及对疾病的认识程度等

3. 护理诊断

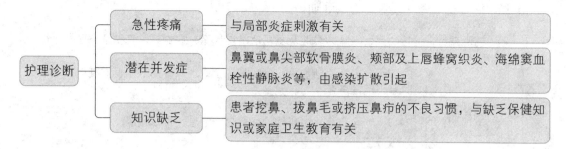

护理诊断 ── 急性疼痛 ── 与局部炎症刺激有关

潜在并发症 ── 鼻翼或鼻尖部软骨膜炎、颊部及上唇蜂窝织炎、海绵窦血栓性静脉炎等，由感染扩散引起

知识缺乏 ── 患者挖鼻、拔鼻毛或挤压鼻疖的不良习惯，与缺乏保健知识或家庭卫生教育有关

4. 护理措施

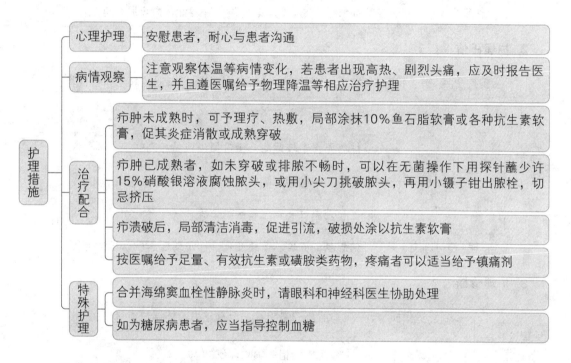

护理措施

心理护理 ── 安慰患者，耐心与患者沟通

病情观察 ── 注意观察体温等病情变化，若患者出现高热、剧烈头痛，应及时报告医生，并且遵医嘱给予物理降温等相应治疗护理

治疗配合
── 疖肿未成熟时，可予理疗、热敷，局部涂抹10%鱼石脂软膏或各种抗生素软膏，促其炎症消散或成熟穿破
── 疖肿已成熟者，如未穿破或排脓不畅时，可以在无菌操作下用探针蘸少许15%硝酸银溶液腐蚀脓头，或用小尖刀挑破脓头，再用小镊子钳出脓栓，切忌挤压
── 疖溃破后，局部清洁消毒，促进引流，破损处涂以抗生素软膏
── 按医嘱给予足量、有效抗生素或磺胺类药物，疼痛者可以适当给予镇痛剂

特殊护理
── 合并海绵窦血栓性静脉炎时，请眼科和神经科医生协助处理
── 如为糖尿病患者，应当指导控制血糖

5. 健康教育

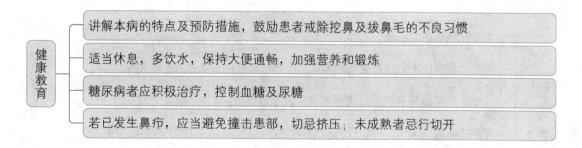

健康教育
── 讲解本病的特点及预防措施，鼓励患者戒除挖鼻及拔鼻毛的不良习惯
── 适当休息，多饮水，保持大便通畅，加强营养和锻炼
── 糖尿病者应积极治疗，控制血糖及尿糖
── 若已发生鼻疖，应当避免撞击患部，切忌挤压；未成熟者忌行切开

二、急性鼻炎

急性鼻炎俗称伤风、感冒，是由病毒感染引起的鼻黏膜急性炎症，多发于冬秋季及季节交替时，传染性强。

1. 临床表现

潜伏期 1～3 天。整个病程可分为 3 期。

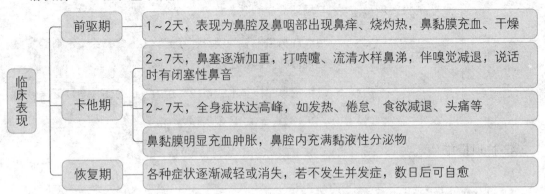

临床表现
- 前驱期 —— 1～2天，表现为鼻腔及鼻咽部出现鼻痒、烧灼热，鼻黏膜充血、干燥
- 卡他期
  - 2～7天，鼻塞逐渐加重，打喷嚏、流清水样鼻涕，伴嗅觉减退，说话时有闭塞性鼻音
  - 2～7天，全身症状达高峰，如发热、倦怠、食欲减退、头痛等
  - 鼻黏膜明显充血肿胀，鼻腔内充满黏液性分泌物
- 恢复期 —— 各种症状逐渐减轻或消失，若不发生并发症，数日后可自愈

2. 护理评估

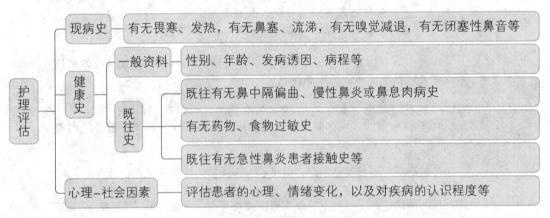

护理评估
- 现病史 —— 有无畏寒、发热，有无鼻塞、流涕，有无嗅觉减退，有无闭塞性鼻音等
- 健康史
  - 一般资料 —— 性别、年龄、发病诱因、病程等
  - 既往史
    - 既往有无鼻中隔偏曲、慢性鼻炎或鼻息肉病史
    - 有无药物、食物过敏史
    - 既往有无急性鼻炎患者接触史等
- 心理-社会因素 —— 评估患者的心理、情绪变化，以及对疾病的认识程度等

3. 护理诊断

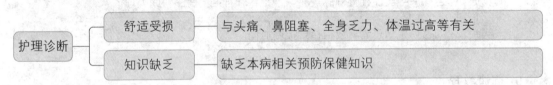

护理诊断
- 舒适受损 —— 与头痛、鼻阻塞、全身乏力、体温过高等有关
- 知识缺乏 —— 缺乏本病相关预防保健知识

4. 护理措施

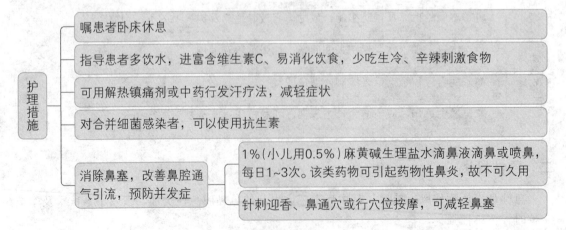

护理措施
- 嘱患者卧床休息
- 指导患者多饮水，进富含维生素C、易消化饮食，少吃生冷、辛辣刺激食物
- 可用解热镇痛剂或中药行发汗疗法，减轻症状
- 对合并细菌感染者，可以使用抗生素
- 消除鼻塞，改善鼻腔通气引流，预防并发症
  - 1%（小儿用0.5%）麻黄碱生理盐水滴鼻液滴鼻或喷鼻，每日1～3次。该类药物可引起药物性鼻炎，故不可久用
  - 针刺迎香、鼻通穴或行穴位按摩，可减轻鼻塞

5. 健康教育

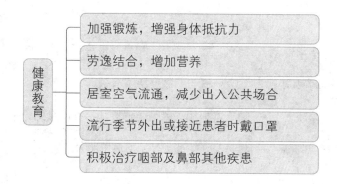

健康教育
- 加强锻炼，增强身体抵抗力
- 劳逸结合，增加营养
- 居室空气流通，减少出入公共场合
- 流行季节外出或接近患者时戴口罩
- 积极治疗咽部及鼻部其他疾患

三、慢性鼻炎

慢性鼻炎是鼻黏障及黏膜下层的慢性炎症，其主要特点是鼻腔黏膜慢性充血肿胀，分泌物增加。病程持续 3 个月以上或反复发作，迁延不愈。

1. 临床表现

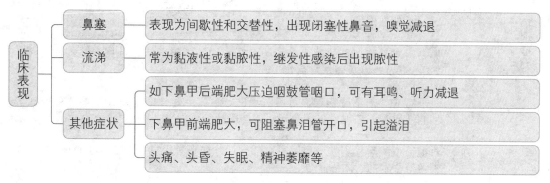

临床表现
- 鼻塞 —— 表现为间歇性和交替性，出现闭塞性鼻音，嗅觉减退
- 流涕 —— 常为黏液性或黏脓性，继发性感染后出现脓性
- 其他症状
  - 如下鼻甲后端肥大压迫咽鼓管咽口，可有耳鸣、听力减退
  - 下鼻甲前端肥大，可阻塞鼻泪管开口，引起溢泪
  - 头痛、头昏、失眠、精神萎靡等

2. 护理评估

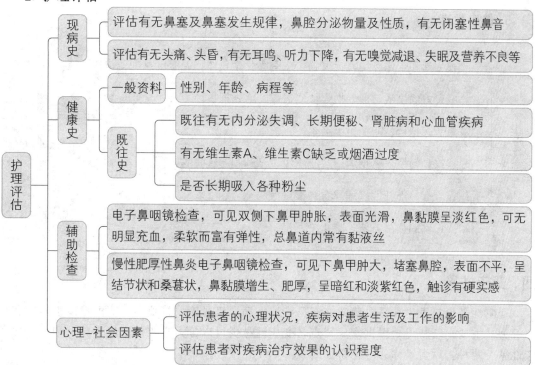

护理评估
- 现病史
  - 评估有无鼻塞及鼻塞发生规律，鼻腔分泌物量及性质，有无闭塞性鼻音
  - 评估有无头痛、头昏，有无耳鸣、听力下降，有无嗅觉减退、失眠及营养不良等
- 健康史
  - 一般资料 —— 性别、年龄、病程等
  - 既往史
    - 既往有无内分泌失调、长期便秘、肾脏病和心血管疾病
    - 有无维生素A、维生素C缺乏或烟酒过度
    - 是否长期吸入各种粉尘
- 辅助检查
  - 电子鼻咽镜检查，可见双侧下鼻甲肿胀，表面光滑，鼻黏膜呈淡红色，可无明显充血，柔软而富有弹性，总鼻道内常有黏液丝
  - 慢性肥厚性鼻炎电子鼻咽镜检查，可见下鼻甲肿大，堵塞鼻腔，表面不平，呈结节状和桑葚状，鼻黏膜增生、肥厚，呈暗红和淡紫红色，触诊有硬实感
- 心理-社会因素
  - 评估患者的心理状况，疾病对患者生活及工作的影响
  - 评估患者对疾病治疗效果的认识程度

3. 护理诊断

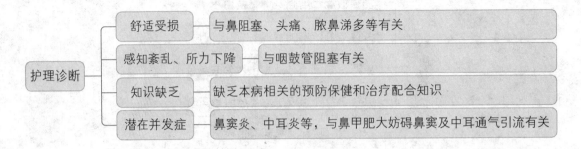

护理诊断
- 舒适受损 —— 与鼻阻塞、头痛、脓鼻涕多等有关
- 感知紊乱、听力下降 —— 与咽鼓管阻塞有关
- 知识缺乏 —— 缺乏本病相关的预防保健和治疗配合知识
- 潜在并发症 —— 鼻窦炎、中耳炎等，与鼻甲肥大妨碍鼻窦及中耳通气引流有关

4. 护理措施

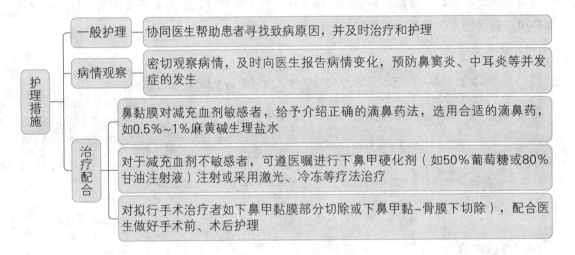

护理措施
- 一般护理 —— 协同医生帮助患者寻找致病原因，并及时治疗和护理
- 病情观察 —— 密切观察病情，及时向医生报告病情变化，预防鼻窦炎、中耳炎等并发症的发生
- 治疗配合
  - 鼻黏膜对减充血剂敏感者，给予介绍正确的滴鼻药法，选用合适的滴鼻药，如0.5%~1%麻黄碱生理盐水
  - 对于减充血剂不敏感者，可遵医嘱进行下鼻甲硬化剂（如50%葡萄糖或80%甘油注射液）注射或采用激光、冷冻等疗法治疗
  - 对拟行手术治疗者如下鼻甲黏膜部分切除或下鼻甲黏-骨膜下切除），配合医生做好手术前、术后护理

5. 健康教育

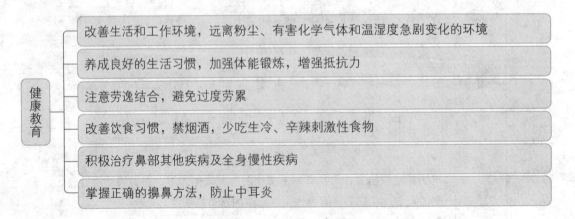

健康教育
- 改善生活和工作环境，远离粉尘、有害化学气体和温湿度急剧变化的环境
- 养成良好的生活习惯，加强体能锻炼，增强抵抗力
- 注意劳逸结合，避免过度劳累
- 改善饮食习惯，禁烟酒，少吃生冷、辛辣刺激性食物
- 积极治疗鼻部其他疾病及全身慢性疾病
- 掌握正确的擤鼻方法，防止中耳炎

四、变应性鼻炎

变应性鼻炎是发生在鼻黏膜的变态反应性疾病，以鼻痒、打喷嚏、流大量清水样涕和鼻塞等为其主要临床特点。根据发病特点，变应性鼻炎可以分为常年性变应性鼻炎和季节性变应性鼻炎两种，后者又称为"花粉症"。

1. 临床表现

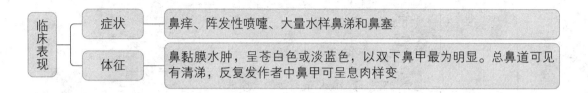

临床表现	症状	鼻痒、阵发性喷嚏、大量水样鼻涕和鼻塞
	体征	鼻黏膜水肿，呈苍白色或淡蓝色，以双下鼻甲最为明显。总鼻道可见有清涕，反复发作者中鼻甲可呈息肉样变

2. 护理评估

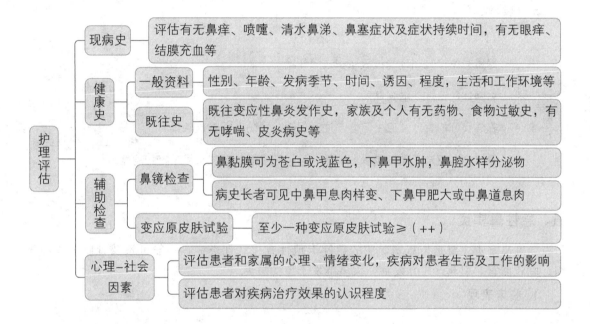

护理评估	现病史		评估有无鼻痒、喷嚏、清水鼻涕、鼻塞症状及症状持续时间，有无眼痒、结膜充血等
	健康史	一般资料	性别、年龄、发病季节、时间、诱因、程度，生活和工作环境等
		既往史	既往变应性鼻炎发作史，家族及个人有无药物、食物过敏史，有无哮喘、皮炎病史等
	辅助检查	鼻镜检查	鼻黏膜可为苍白或浅蓝色，下鼻甲水肿，鼻腔水样分泌物
			病史长者可见中鼻甲息肉样变、下鼻甲肥大或中鼻道息肉
		变应原皮肤试验	至少一种变应原皮肤试验≥（++）
	心理-社会因素		评估患者和家属的心理、情绪变化，疾病对患者生活及工作的影响
			评估患者对疾病治疗效果的认识程度

3. 护理诊断

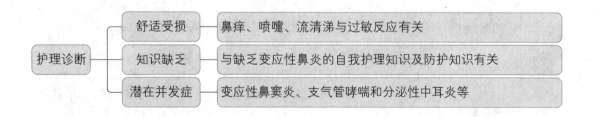

护理诊断	舒适受损	鼻痒、喷嚏、流清涕与过敏反应有关
	知识缺乏	与缺乏变应性鼻炎的自我护理知识及防护知识有关
	潜在并发症	变应性鼻窦炎、支气管哮喘和分泌性中耳炎等

4. 护理措施

变应性鼻炎的治疗主要分非特异性治疗和特异性治疗，前者主要是指药物治疗，后者则主要是指免疫治疗。应当根据患者的症状类型及其病理生理学过程来选择不同的药物，有时需要联合用药，必要时可行手术治疗，治疗方案要求个体化。

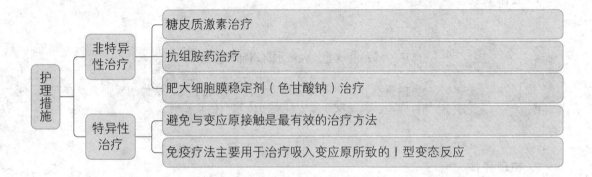

5. 健康教育

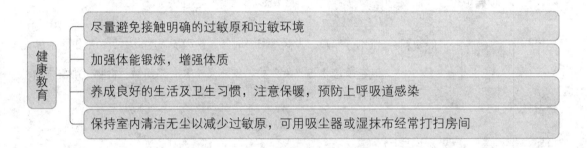

五、急性鼻窦炎

急性鼻窦炎主要是指鼻窦黏膜的急性卡他性或化脓性炎症，一般可累及骨质及周围组织、临近器官，引起严重并发症，大多继发于急性鼻炎。

1. 临床表现

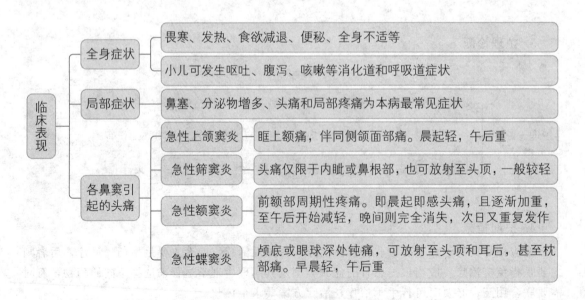

2. 护理评估

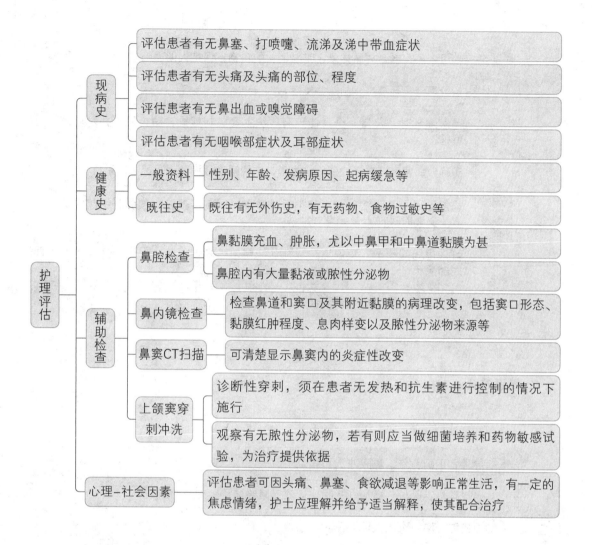

3. 护理诊断

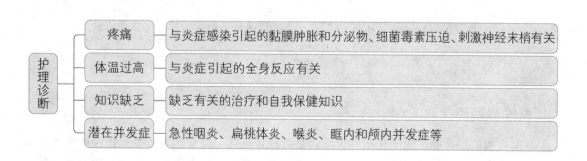

4. 护理措施

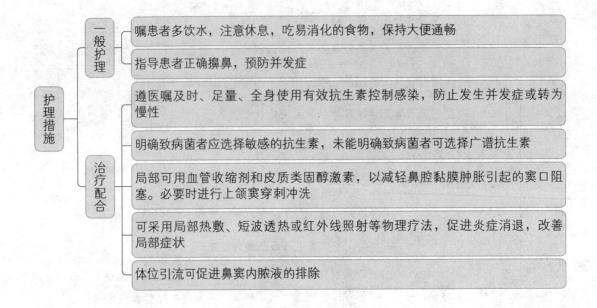

护理措施
- 一般护理
  - 嘱患者多饮水，注意休息，吃易消化的食物，保持大便通畅
  - 指导患者正确擤鼻，预防并发症
- 治疗配合
  - 遵医嘱及时、足量、全身使用有效抗生素控制感染，防止发生并发症或转为慢性
  - 明确致病菌者应选择敏感的抗生素，未能明确致病菌者可选择广谱抗生素
  - 局部可用血管收缩剂和皮质类固醇激素，以减轻鼻腔黏膜肿胀引起的窦口阻塞。必要时进行上颌窦穿刺冲洗
  - 可采用局部热敷、短波透热或红外线照射等物理疗法，促进炎症消退，改善局部症状
  - 体位引流可促进鼻窦内脓液的排除

5. 健康教育

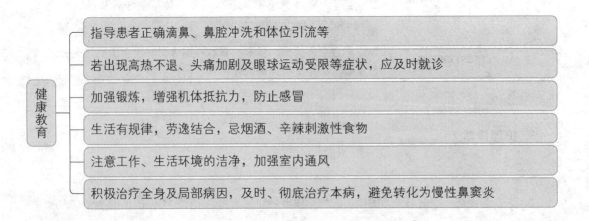

健康教育
- 指导患者正确滴鼻、鼻腔冲洗和体位引流等
- 若出现高热不退、头痛加剧及眼球运动受限等症状，应及时就诊
- 加强锻炼，增强机体抵抗力，防止感冒
- 生活有规律，劳逸结合，忌烟酒、辛辣刺激性食物
- 注意工作、生活环境的洁净，加强室内通风
- 积极治疗全身及局部病因，及时、彻底治疗本病，避免转化为慢性鼻窦炎

六、慢性鼻窦炎

　　鼻窦炎指的是鼻腔黏膜的化脓性炎症，是鼻科常见病，以慢性者居多。慢性鼻窦炎大多因急性鼻窦炎反复发作迁延不愈所致。鼻窦炎可单侧发病或单窦发病，但以双侧发病或多窦发病为常见。

1. 临床表现

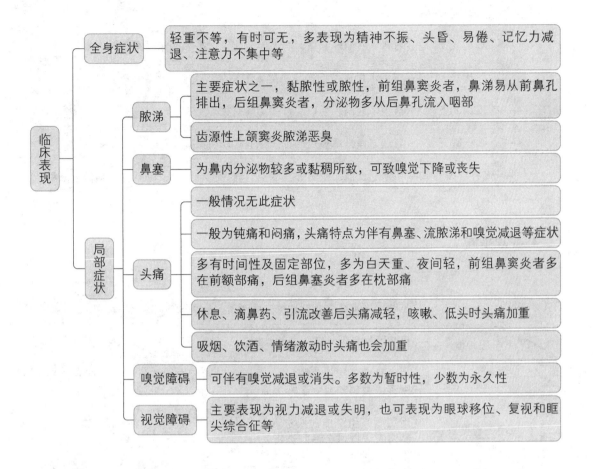

2. 护理评估

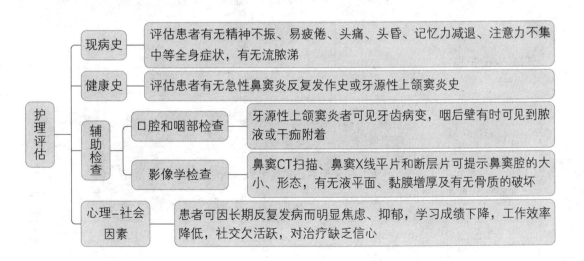

3. 护理诊断

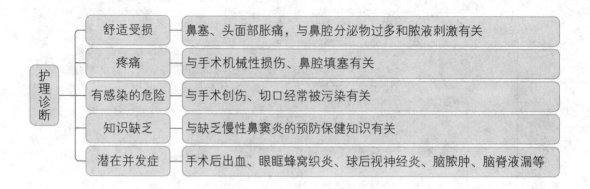

护理诊断
- 舒适受损 —— 鼻塞、头面部胀痛，与鼻腔分泌物过多和脓液刺激有关
- 疼痛 —— 与手术机械性损伤、鼻腔填塞有关
- 有感染的危险 —— 与手术创伤、切口经常被污染有关
- 知识缺乏 —— 与缺乏慢性鼻窦炎的预防保健知识有关
- 潜在并发症 —— 手术后出血、眼眶蜂窝织炎、球后视神经炎、脑脓肿、脑脊液漏等

4. 护理措施

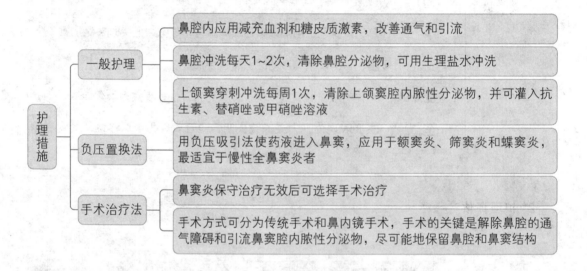

护理措施
- 一般护理
  - 鼻腔内应用减充血剂和糖皮质激素，改善通气和引流
  - 鼻腔冲洗每天1~2次，清除鼻腔分泌物，可用生理盐水冲洗
  - 上颌窦穿刺冲洗每周1次，清除上颌窦腔内脓性分泌物，并可灌入抗生素、替硝唑或甲硝唑溶液
- 负压置换法 —— 用负压吸引法使药液进入鼻窦，应用于额窦炎、筛窦炎和蝶窦炎，最适宜于慢性全鼻窦炎者
- 手术治疗法
  - 鼻窦炎保守治疗无效后可选择手术治疗
  - 手术方式可分为传统手术和鼻内镜手术，手术的关键是解除鼻腔的通气障碍和引流鼻窦腔内脓性分泌物，尽可能地保留鼻腔和鼻窦结构

（1）术前护理

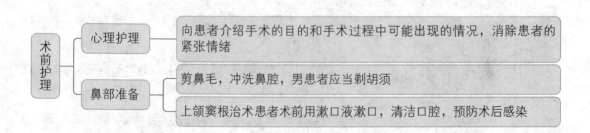

术前护理
- 心理护理 —— 向患者介绍手术的目的和手术过程中可能出现的情况，消除患者的紧张情绪
- 鼻部准备
  - 剪鼻毛，冲洗鼻腔，男患者应当剃胡须
  - 上颌窦根治术患者术前用漱口液漱口，清洁口腔，预防术后感染

图解实用耳鼻喉科临床护理

（2）术后护理

术后护理
- 基础护理
  - 按常规测量体温、脉搏
  - 注意保护鼻部勿受外力碰撞，局部麻醉患者，术后取半卧位，以利于鼻腔分泌物、渗出物引流，同时要减轻鼻部淤血及充血
  - 全身麻醉的，按全身麻醉常规护理至患者清醒后，改为半坐卧位
  - 局部麻醉的患者术后2小时、全身麻醉的患者术后6小时可进温凉的流质或半流质饮食，少量、多餐，保证营养，避免辛辣和刺激性食物
  - 因鼻腔不能通气，患者需张口呼吸，口唇易干裂，所以要做好口腔护理
- 治疗护理
  - 严格执行医嘱，及时使用抗生素，预防感染
  - 鼻腔填塞者滴石蜡油以利于抽除填塞纱条，并且可以减少抽纱条时的出血
  - 抽纱条后用麻黄碱液滴鼻，可以改善鼻腔功能，达到消炎止血和防止鼻腔黏膜粘连等目的
  - 上颌窦根治术后应定期行对孔冲洗
  - 鼻侧切开术后应定期行术区清洁
  - 24小时内可以用冰袋冷敷鼻部，如出血较多，应当及时通知医师处理，必要时遵医嘱使用止血药，床旁备好鼻止血包和插灯
- 护理观察
  - 注意观察鼻腔渗血情况，嘱患者如后鼻孔有血液流下，一定要吐出，以便观察出血量，并且防止血液进入胃内，刺激胃黏膜引起恶心、呕吐
  - 注意观察局部肿胀有无加重、前鼻孔有无渗血、痰中是否带血等，如发现异常，应当及时与医师联系
  - 观察患者有无剧烈头痛、恶心、呕吐等表现，鼻腔内有无清水样分泌物流出，有无视力障碍或眼球运动障碍，防止脑脊液漏、颅内感染和球后视神经炎等并发症
- 心理护理
  - 由于手术刺激、术后鼻腔填塞等使患者鼻部肿胀和面部疼痛，不适感重而影响呼吸、睡眠，出现焦虑。此时应当多关心患者，做好解释工作

5. 健康教育

健康教育
- 出院后遵医嘱坚持用药，冲洗鼻腔，定期随访，1个月内避免重体力劳动
- 加强锻炼，增强机体抵抗力，防止感冒
- 生活有规律，劳逸结合，忌烟酒、辛辣刺激性食物
- 注意工作、生活环境的洁净，加强室内通风
- 向患者讲解本病的危害性，嘱其积极针对病因进行治疗

七、鼻息肉

鼻息肉是鼻腔－鼻窦黏膜的慢性炎症性疾病，其实质是炎症黏膜上带蒂或广基的高度水肿的炎性组织。鼻息肉好发年龄为 30～60 岁，男性居多，极易复发。

1. 临床表现

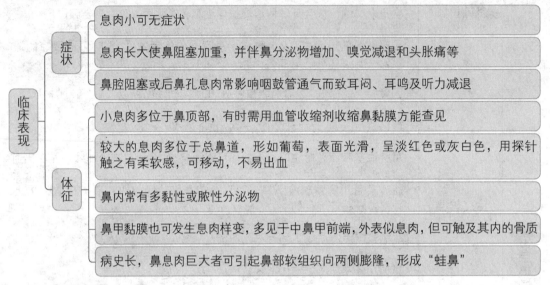

临床表现
- 症状
  - 息肉小可无症状
  - 息肉长大使鼻阻塞加重，并伴鼻分泌物增加、嗅觉减退和头胀痛等
  - 鼻腔阻塞或后鼻孔息肉常影响咽鼓管通气而致耳闷、耳鸣及听力减退
- 体征
  - 小息肉多位于鼻顶部，有时需用血管收缩剂收缩鼻黏膜方能查见
  - 较大的息肉多位于总鼻道，形如葡萄，表面光滑，呈淡红色或灰白色，用探针触之有柔软感，可移动，不易出血
  - 鼻内常有多黏性或脓性分泌物
  - 鼻甲黏膜也可发生息肉样变，多见于中鼻甲前端，外表似息肉，但可触及其内的骨质
  - 病史长，鼻息肉巨大者可引起鼻部软组织向两侧膨隆，形成"蛙鼻"

2. 护理评估

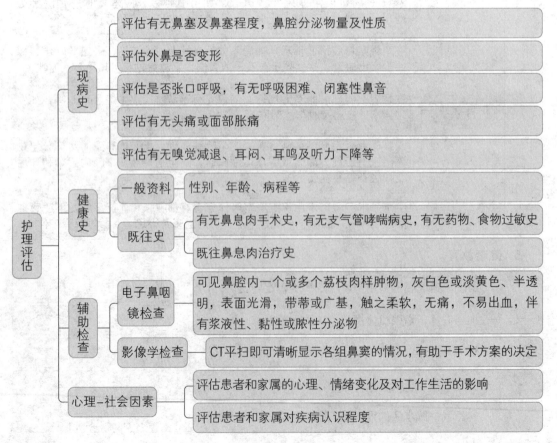

护理评估
- 现病史
  - 评估有无鼻塞及鼻塞程度，鼻腔分泌物量及性质
  - 评估外鼻是否变形
  - 评估是否张口呼吸，有无呼吸困难、闭塞性鼻音
  - 评估有无头痛或面部胀痛
  - 评估有无嗅觉减退、耳闷、耳鸣及听力下降等
- 健康史
  - 一般资料——性别、年龄、病程等
  - 既往史
    - 有无鼻息肉手术史，有无支气管哮喘病史，有无药物、食物过敏史
    - 既往鼻息肉治疗史
- 辅助检查
  - 电子鼻咽镜检查——可见鼻腔内一个或多个荔枝肉样肿物，灰白色或淡黄色、半透明，表面光滑，带蒂或广基，触之柔软，无痛，不易出血，伴有浆液性、黏性或脓性分泌物
  - 影像学检查——CT平扫即可清晰显示各组鼻窦的情况，有助于手术方案的决定
- 心理-社会因素
  - 评估患者和家属的心理、情绪变化及对工作生活的影响
  - 评估患者和家属对疾病认识程度

3. 护理诊断

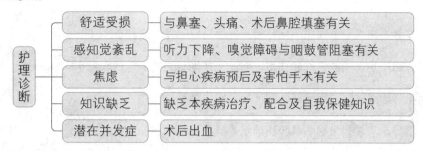

护理诊断
- 舒适受损 —— 与鼻塞、头痛、术后鼻腔填塞有关
- 感知觉紊乱 —— 听力下降、嗅觉障碍与咽鼓管阻塞有关
- 焦虑 —— 与担心疾病预后及害怕手术有关
- 知识缺乏 —— 缺乏本疾病治疗、配合及自我保健知识
- 潜在并发症 —— 术后出血

4. 护理措施

（1）手术治疗患者的护理措施

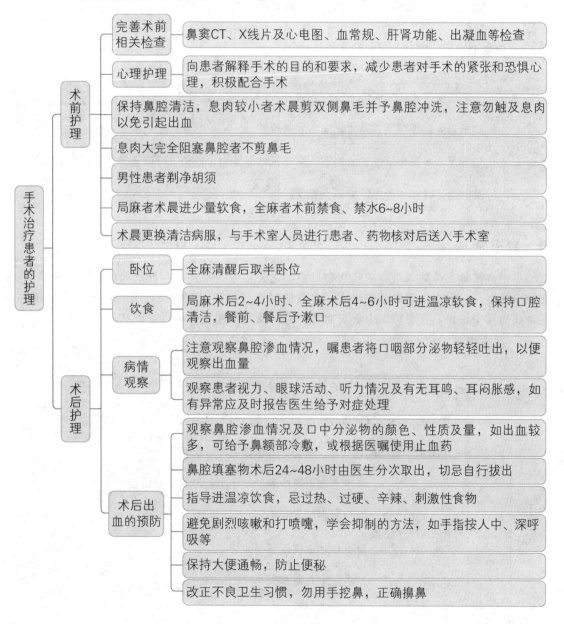

手术治疗患者的护理
- 术前护理
  - 完善术前相关检查 —— 鼻窦CT、X线片及心电图、血常规、肝肾功能、出凝血等检查
  - 心理护理 —— 向患者解释手术的目的和要求，减少患者对手术的紧张和恐惧心理，积极配合手术
  - 保持鼻腔清洁，息肉较小者术晨剪双侧鼻毛并予鼻腔冲洗，注意勿触及息肉以免引起出血
  - 息肉大完全阻塞鼻腔者不剪鼻毛
  - 男性患者剃净胡须
  - 局麻者术晨进少量软食，全麻者术前禁食、禁水6~8小时
  - 术晨更换清洁病服，与手术室人员进行患者、药物核对后送入手术室
- 术后护理
  - 卧位 —— 全麻清醒后取半卧位
  - 饮食 —— 局麻术后2~4小时、全麻术后4~6小时可进温凉软食，保持口腔清洁，餐前、餐后予漱口
  - 病情观察
    - 注意观察鼻腔渗血情况，嘱患者将口咽部分泌物轻轻吐出，以便观察出血量
    - 观察患者视力、眼球活动、听力情况及有无耳鸣、耳闷胀感，如有异常应及时报告医生给予对症处理
  - 术后出血的预防
    - 观察鼻腔渗血情况及口中分泌物的颜色、性质及量，如出血较多，可给予鼻额部冷敷，或根据医嘱使用止血药
    - 鼻腔填塞物术后24~48小时由医生分次取出，切忌自行拔出
    - 指导进温凉饮食，忌过热、过硬、辛辣、刺激性食物
    - 避免剧烈咳嗽和打喷嚏，学会抑制的方法，如手指按人中、深呼吸等
    - 保持大便通畅，防止便秘
    - 改正不良卫生习惯，勿用手挖鼻，正确擤鼻

（2）非手术治疗患者的护理措施

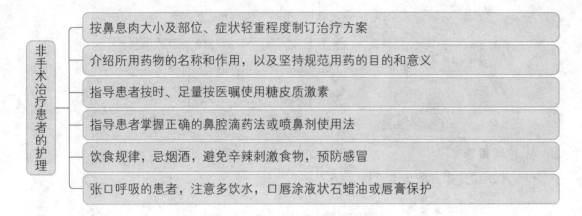

非手术治疗患者的护理
- 按鼻息肉大小及部位、症状轻重程度制订治疗方案
- 介绍所用药物的名称和作用，以及坚持规范用药的目的和意义
- 指导患者按时、足量按医嘱使用糖皮质激素
- 指导患者掌握正确的鼻腔滴药法或喷鼻剂使用法
- 饮食规律，忌烟酒，避免辛辣刺激食物，预防感冒
- 张口呼吸的患者，注意多饮水，口唇涂液状石蜡油或唇膏保护

5. 健康教育

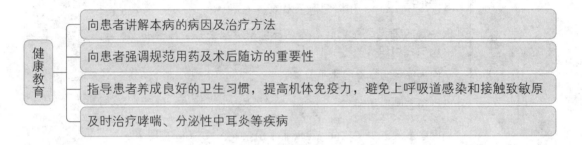

健康教育
- 向患者讲解本病的病因及治疗方法
- 向患者强调规范用药及术后随访的重要性
- 指导患者养成良好的卫生习惯，提高机体免疫力，避免上呼吸道感染和接触致敏原
- 及时治疗哮喘、分泌性中耳炎等疾病

八、鼻出血

鼻出血又称为鼻衄，是鼻腔疾病常见症状之一，也是某些全身性疾病或鼻腔邻近结构病变的症状之一。大多为单侧鼻腔出血，少数情况下可出现双侧鼻腔出血；出血量多少不一，轻者仅为涕中带血，重者可以引起失血性休克。反复鼻腔出血可以导致贫血。

1. 临床表现

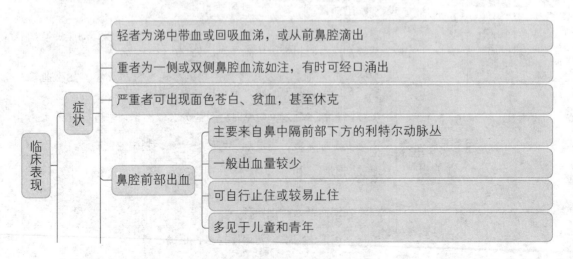

临床表现
- 症状
  - 轻者为涕中带血或回吸血涕，或从前鼻腔滴出
  - 重者为一侧或双侧鼻腔血流如注，有时可经口涌出
  - 严重者可出现面色苍白、贫血，甚至休克
- 鼻腔前部出血
  - 主要来自鼻中隔前部下方的利特尔动脉丛
  - 一般出血量较少
  - 可自行止住或较易止住
  - 多见于儿童和青年

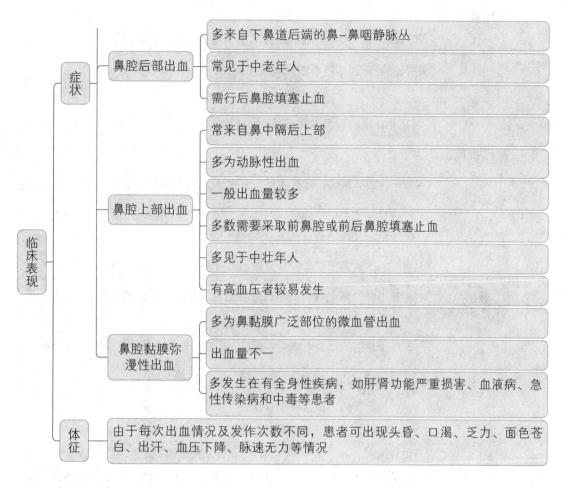

2. 护理评估

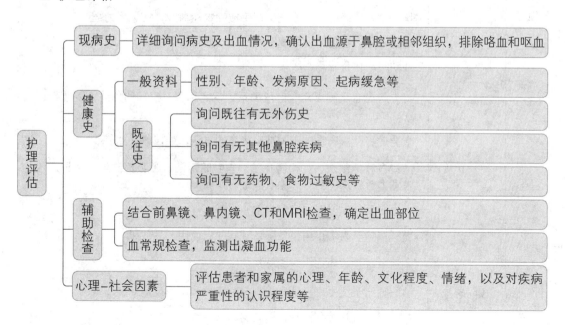

3. 护理诊断

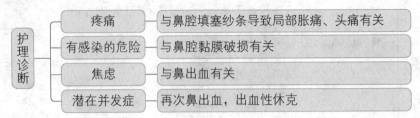

护理诊断
- 疼痛 —— 与鼻腔填塞纱条导致局部胀痛、头痛有关
- 有感染的危险 —— 与鼻腔黏膜破损有关
- 焦虑 —— 与鼻出血有关
- 潜在并发症 —— 再次鼻出血，出血性休克

4. 护理措施

护理措施

潜在并发症的护理
- 取坐位或半卧位，疑有休克者取平卧位，保持环境安静利于患者休息
- 严密观察患者生命体征、神志、大便颜色及尿量，如发现面色苍白、四肢厥冷、心率加快、血压下降等现象，应当及时通知医生
- 鼻腔填塞者需观察鼻腔后壁有无血液流下，填塞物是否松动脱落
- 少量出血时嘱患者将口中血液吐出，勿吞下，以免刺激胃部黏膜引起呕吐，影响评估出血量
- 如发现鼻腔大出血、休克等症状，应当立即报告医生并积极配合抢救
- 遵医嘱应用止血剂、维生素C、维生素K或输血等
- 了解出血原因，积极治疗原发病
- 长期慢性鼻出血者，应纠正贫血
- 指导患者简易止血方法，如指压止血法或冰敷鼻部、前额及后颈
- 鼓励患者多食蔬菜水果，保持大便通畅，以防血管内压力突然变化而致再次鼻出血
- 培养个人良好卫生习惯，勿用手或硬物掏鼻腔，切忌用力捏鼻
- 尽量避免打喷嚏，以免填塞物松动或血管破裂
- 活动时动作宜轻巧、缓慢

疼痛护理
- 首先与患者及家属建立信任关系，认同患者对疼痛的陈述，以倾听、陪伴、触摸等方法提供情感上的支持
- 指导患者及家属掌握有关减轻疼痛的方法，如按摩、冰袋冷敷
- 通过自我控制法，如松弛疗法、自我暗示法、呼吸控制法、音乐疗法、注意力分散法、引导想象法等减轻疼痛
- 嘱患者进食温凉的流质、半流质饮食
- 遵医嘱给予患者止痛药口服，观察并记录用药后效果

预防感染
- 测量患者生命体征，监测感染的迹象
- 遵医嘱给予抗生素，注意观察药物疗效和不良反应
- 鼻腔填塞时间不宜过长，以免引起感染

图解实用耳鼻喉科临床护理

5. 健康教育

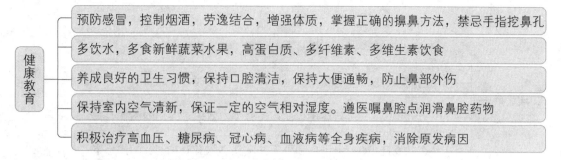

健康教育
- 预防感冒，控制烟酒，劳逸结合，增强体质，掌握正确的擤鼻方法，禁忌手指挖鼻孔
- 多饮水，多食新鲜蔬菜水果，高蛋白质、多纤维素、多维生素饮食
- 养成良好的卫生习惯，保持口腔清洁，保持大便通畅，防止鼻部外伤
- 保持室内空气清新，保证一定的空气相对湿度。遵医嘱鼻腔点润滑鼻腔药物
- 积极治疗高血压、糖尿病、冠心病、血液病等全身疾病，消除原发病因

九、鼻腔鼻窦肿瘤

鼻腔鼻窦肿瘤主要分为良性和恶性肿瘤，常见良性肿瘤有血管瘤、乳头状瘤和骨瘤；鼻腔及鼻窦恶性肿瘤较常见，病因、病理及临床表现等方面有许多相似之处。

1. 临床表现

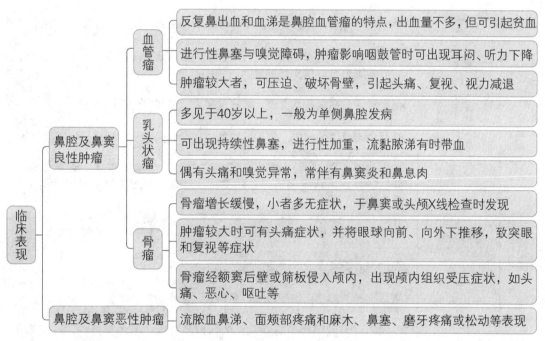

临床表现
- 鼻腔及鼻窦良性肿瘤
  - 血管瘤
    - 反复鼻出血和血涕是鼻腔血管瘤的特点，出血量不多，但可引起贫血
    - 进行性鼻塞与嗅觉障碍，肿瘤影响咽鼓管时可出现耳闷、听力下降
    - 肿瘤较大者，可压迫、破坏骨壁，引起头痛、复视、视力减退
  - 乳头状瘤
    - 多见于40岁以上，一般为单侧鼻腔发病
    - 可出现持续性鼻塞，进行性加重，流黏脓涕有时带血
    - 偶有头痛和嗅觉异常，常伴有鼻窦炎和鼻息肉
  - 骨瘤
    - 骨瘤增长缓慢，小者多无症状，于鼻窦或头颅X线检查时发现
    - 肿瘤较大时可有头痛症状，并将眼球向前、向外下推移，致突眼和复视等症状
    - 骨瘤经额窦后壁或筛板侵入颅内，出现颅内组织受压症状，如头痛、恶心、呕吐等
- 鼻腔及鼻窦恶性肿瘤
  - 流脓血鼻涕、面颊部疼痛和麻木、鼻塞、磨牙疼痛或松动等表现

2. 护理评估

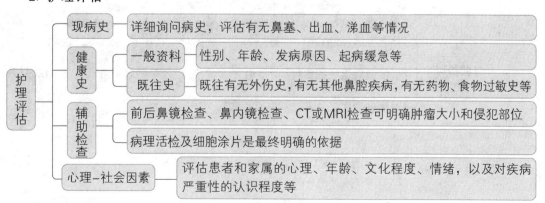

护理评估
- 现病史：详细询问病史，评估有无鼻塞、出血、涕血等情况
- 健康史
  - 一般资料：性别、年龄、发病原因、起病缓急等
  - 既往史：既往有无外伤史，有无其他鼻腔疾病，有无药物、食物过敏史等
- 辅助检查
  - 前后鼻镜检查、鼻内镜检查、CT或MRI检查可明确肿瘤大小和侵犯部位
  - 病理活检及细胞涂片是最终明确的依据
- 心理-社会因素：评估患者和家属的心理、年龄、文化程度、情绪，以及对疾病严重性的认识程度等

3. 护理诊断

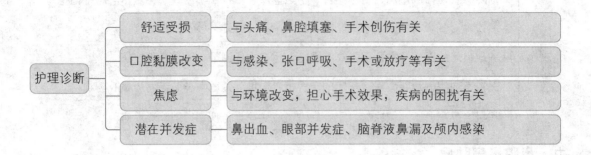

护理诊断
- 舒适受损 —— 与头痛、鼻腔填塞、手术创伤有关
- 口腔黏膜改变 —— 与感染、张口呼吸、手术或放疗等有关
- 焦虑 —— 与环境改变，担心手术效果，疾病的困扰有关
- 潜在并发症 —— 鼻出血、眼部并发症、脑脊液鼻漏及颅内感染

4. 护理措施

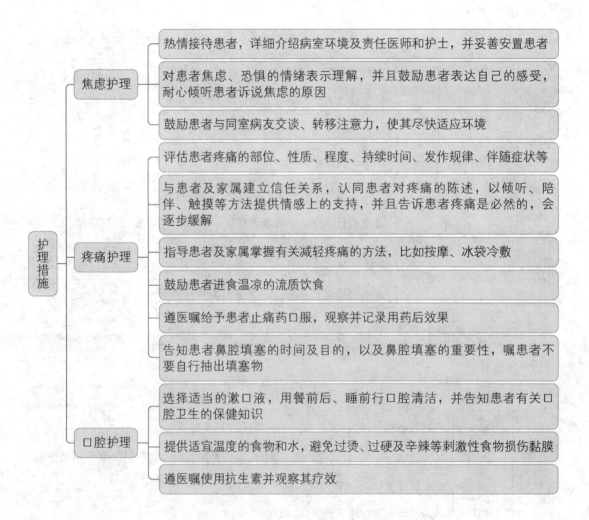

护理措施

焦虑护理
- 热情接待患者，详细介绍病室环境及责任医师和护士，并妥善安置患者
- 对患者焦虑、恐惧的情绪表示理解，并且鼓励患者表达自己的感受，耐心倾听患者诉说焦虑的原因
- 鼓励患者与同室病友交谈、转移注意力，使其尽快适应环境

疼痛护理
- 评估患者疼痛的部位、性质、程度、持续时间、发作规律、伴随症状等
- 与患者及家属建立信任关系，认同患者对疼痛的陈述，以倾听、陪伴、触摸等方法提供情感上的支持，并且告诉患者疼痛是必然的，会逐步缓解
- 指导患者及家属掌握有关减轻疼痛的方法，比如按摩、冰袋冷敷
- 鼓励患者进食温凉的流质饮食
- 遵医嘱给予患者止痛药口服，观察并记录用药后效果
- 告知患者鼻腔填塞的时间及目的，以及鼻腔填塞的重要性，嘱患者不要自行抽出填塞物

口腔护理
- 选择适当的漱口液，用餐前后、睡前行口腔清洁，并告知患者有关口腔卫生的保健知识
- 提供适宜温度的食物和水，避免过烫、过硬及辛辣等刺激性食物损伤黏膜
- 遵医嘱使用抗生素并观察其疗效

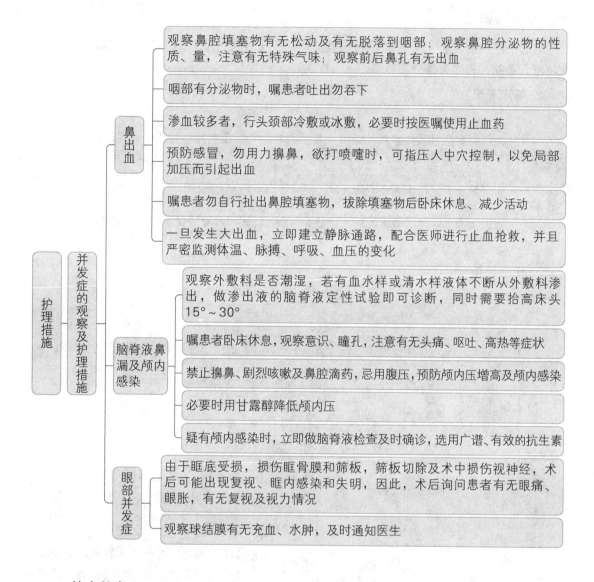

护理措施 — 并发症的观察及护理措施

鼻出血
- 观察鼻腔填塞物有无松动及有无脱落到咽部；观察鼻腔分泌物的性质、量，注意有无特殊气味；观察前后鼻孔有无出血
- 咽部有分泌物时，嘱患者吐出勿吞下
- 渗血较多者，行头颈部冷敷或冰敷，必要时按医嘱使用止血药
- 预防感冒，勿用力擤鼻，欲打喷嚏时，可指压人中穴控制，以免局部加压而引起出血
- 嘱患者勿自行扯出鼻腔填塞物，拔除填塞物后卧床休息、减少活动
- 一旦发生大出血，立即建立静脉通路，配合医师进行止血抢救，并且严密监测体温、脉搏、呼吸、血压的变化

脑脊液鼻漏及颅内感染
- 观察外敷料是否潮湿，若有血水样或清水样液体不断从外敷料渗出，做渗出液的脑脊液定性试验即可诊断，同时需要抬高床头15°～30°
- 嘱患者卧床休息，观察意识、瞳孔，注意有无头痛、呕吐、高热等症状
- 禁止擤鼻、剧烈咳嗽及鼻腔滴药，忌用腹压，预防颅内压增高及颅内感染
- 必要时用甘露醇降低颅内压
- 疑有颅内感染时，立即做脑脊液检查及时确诊，选用广谱、有效的抗生素

眼部并发症
- 由于眶底受损，损伤眶骨膜和筛板，筛板切除及术中损伤视神经，术后可能出现复视、眶内感染和失明，因此，术后询问患者有无眼痛、眼胀，有无复视及视力情况
- 观察球结膜有无充血、水肿，及时通知医生

5. **健康教育**

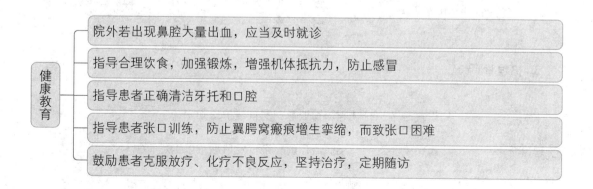

健康教育
- 院外若出现鼻腔大量出血，应当及时就诊
- 指导合理饮食，加强锻炼，增强机体抵抗力，防止感冒
- 指导患者正确清洁牙托和口腔
- 指导患者张口训练，防止翼腭窝瘢痕增生挛缩，而致张口困难
- 鼓励患者克服放疗、化疗不良反应，坚持治疗，定期随访

十、脑脊液鼻漏

脑脊液经颅前窝底、颅中窝底或其他部位的先天性或外伤性骨质缺损、破裂处或变薄处，流入鼻腔，称之为脑脊液鼻漏。

1. 临床表现

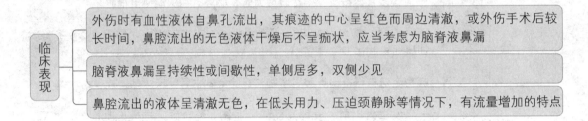

临床表现	外伤时有血性液体自鼻孔流出，其痕迹的中心呈红色而周边清澈，或外伤手术后较长时间，鼻腔流出的无色液体干燥后不呈痂状，应当考虑为脑脊液鼻漏
	脑脊液鼻漏呈持续性或间歇性，单侧居多，双侧少见
	鼻腔流出的液体呈清澈无色，在低头用力、压迫颈静脉等情况下，有流量增加的特点

2. 护理评估

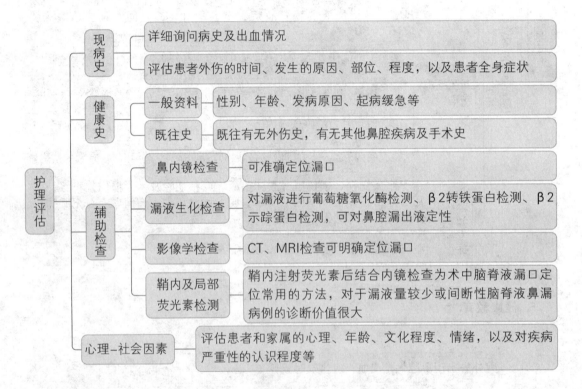

护理评估

- 现病史
  - 详细询问病史及出血情况
  - 评估患者外伤的时间、发生的原因、部位、程度，以及患者全身症状
- 健康史
  - 一般资料 —— 性别、年龄、发病原因、起病缓急等
  - 既往史 —— 既往有无外伤史，有无其他鼻腔疾病及手术史
- 辅助检查
  - 鼻内镜检查 —— 可准确定位漏口
  - 漏液生化检查 —— 对漏液进行葡萄糖氧化酶检测、β2转铁蛋白检测、β2示踪蛋白检测，可对鼻腔漏出液定性
  - 影像学检查 —— CT、MRI检查可明确定位漏口
  - 鞘内及局部荧光素检测 —— 鞘内注射荧光素后结合内镜检查为术中脑脊液漏口定位常用的方法，对于漏液量较少或间断性脑脊液鼻漏病例的诊断价值很大
- 心理-社会因素 —— 评估患者和家属的心理、年龄、文化程度、情绪，以及对疾病严重性的认识程度等

3. 护理诊断

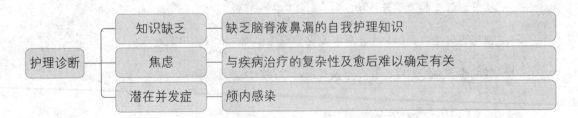

护理诊断

- 知识缺乏 —— 缺乏脑脊液鼻漏的自我护理知识
- 焦虑 —— 与疾病治疗的复杂性及愈后难以确定有关
- 潜在并发症 —— 颅内感染

4. 护理措施

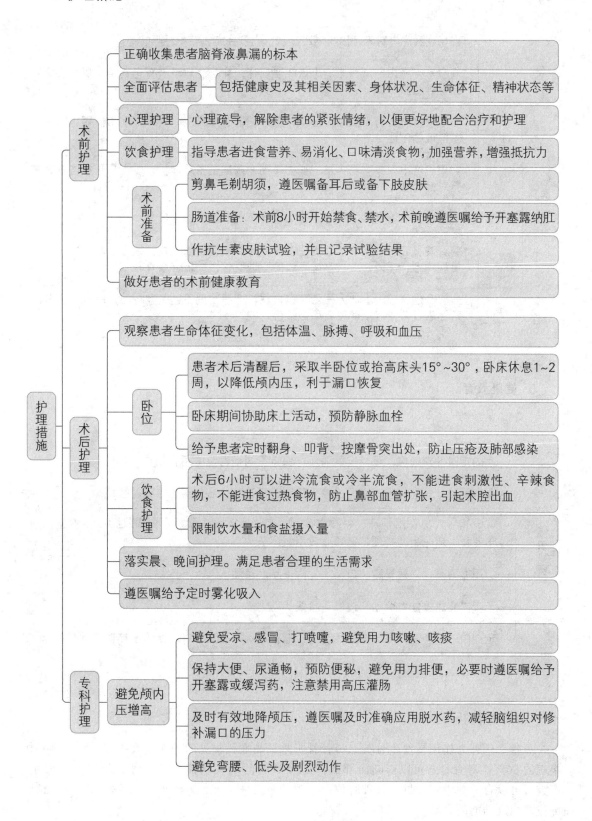

正确收集患者脑脊液鼻漏的标本

全面评估患者 —— 包括健康史及其相关因素、身体状况、生命体征、精神状态等

心理护理 —— 心理疏导，解除患者的紧张情绪，以便更好地配合治疗和护理

饮食护理 —— 指导患者进食营养、易消化、口味清淡食物，加强营养，增强抵抗力

术前准备
- 剪鼻毛剃胡须，遵医嘱备耳后或备下肢皮肤
- 肠道准备：术前8小时开始禁食、禁水，术前晚遵医嘱给予开塞露纳肛
- 作抗生素皮肤试验，并且记录试验结果

做好患者的术前健康教育

术前护理

观察患者生命体征变化，包括体温、脉搏、呼吸和血压

卧位
- 患者术后清醒后，采取半卧位或抬高床头15°~30°，卧床休息1~2周，以降低颅内压，利于漏口恢复
- 卧床期间协助床上活动，预防静脉血栓
- 给予患者定时翻身、叩背、按摩骨突出处，防止压疮及肺部感染

饮食护理
- 术后6小时可以进冷流食或冷半流食，不能进食刺激性、辛辣食物，不能进食过热食物，防止鼻部血管扩张，引起术腔出血
- 限制饮水量和食盐摄入量

落实晨、晚间护理。满足患者合理的生活需求

遵医嘱给予定时雾化吸入

术后护理

避免颅内压增高
- 避免受凉、感冒、打喷嚏，避免用力咳嗽、咳痰
- 保持大便、尿通畅，预防便秘，避免用力排便，必要时遵医嘱给予开塞露或缓泻药，注意禁用高压灌肠
- 及时有效地降颅压，遵医嘱及时准确应用脱水药，减轻脑组织对修补漏口的压力
- 避免弯腰、低头及剧烈动作

专科护理

护理措施

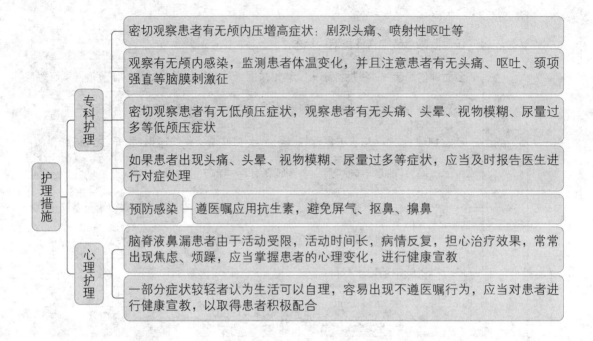

5. 健康教育

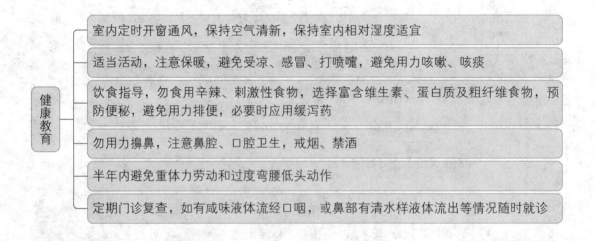

十一、鼻骨骨折

鼻骨受到外力作用易发生骨折，鼻骨骨折是耳鼻喉科常见的外伤，大约占耳鼻喉科外伤疾病的 50%。鼻骨骨折可以影响面部的外形及鼻腔的通气功能。鼻骨骨折可以单独发生，严重者可以合并鼻中隔骨折、软骨脱位、上颌骨额突、鼻窦、眶壁和颅底等外伤，导致相应部位结构及功能的异常。

1. 临床表现

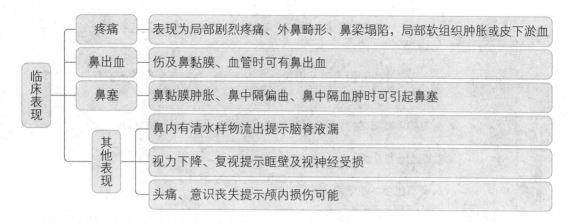

临床表现	疼痛	表现为局部剧烈疼痛、外鼻畸形、鼻梁塌陷,局部软组织肿胀或皮下淤血
	鼻出血	伤及鼻黏膜、血管时可有鼻出血
	鼻塞	鼻黏膜肿胀、鼻中隔偏曲、鼻中隔血肿时可引起鼻塞
	其他表现	鼻内有清水样物流出提示脑脊液漏
		视力下降、复视提示眶壁及视神经受损
		头痛、意识丧失提示颅内损伤可能

2. 护理评估

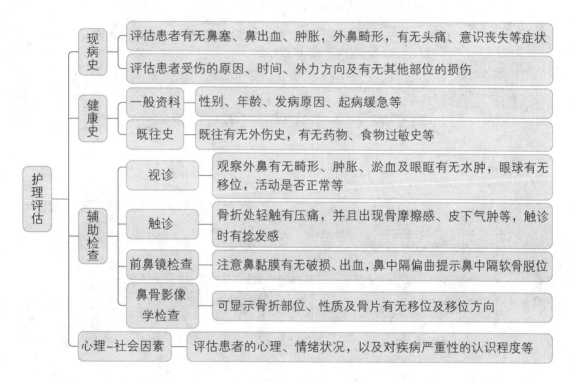

护理评估	现病史	评估患者有无鼻塞、鼻出血、肿胀,外鼻畸形,有无头痛、意识丧失等症状
		评估患者受伤的原因、时间、外力方向及有无其他部位的损伤
	健康史	一般资料	性别、年龄、发病原因、起病缓急等
		既往史	既往有无外伤史,有无药物、食物过敏史等
	辅助检查	视诊	观察外鼻有无畸形、肿胀、淤血及眼眶有无水肿,眼球有无移位,活动是否正常等
		触诊	骨折处轻触有压痛,并且出现骨摩擦感、皮下气肿等,触诊时有捻发感
		前鼻镜检查	注意鼻黏膜有无破损、出血,鼻中隔偏曲提示鼻中隔软骨脱位
		鼻骨影像学检查	可显示骨折部位、性质及骨片有无移位及移位方向
	心理-社会因素	评估患者的心理、情绪状况,以及对疾病严重性的认识程度等

3. 护理诊断

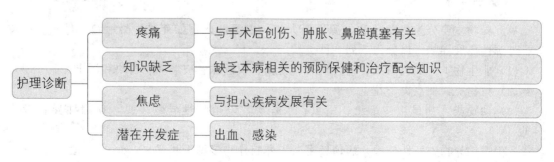

护理诊断	疼痛	与手术后创伤、肿胀、鼻腔填塞有关
	知识缺乏	缺乏本病相关的预防保健和治疗配合知识
	焦虑	与担心疾病发展有关
	潜在并发症	出血、感染

4. 护理措施

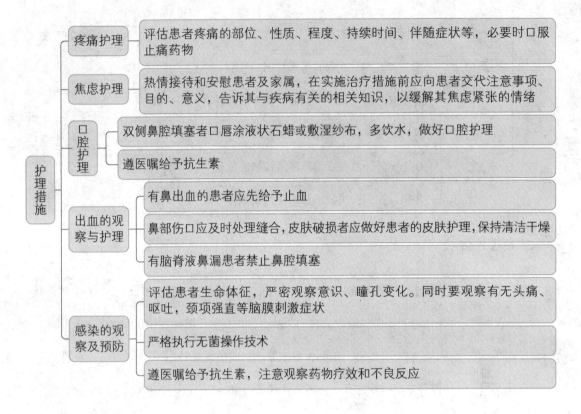

护理措施	疼痛护理	评估患者疼痛的部位、性质、程度、持续时间、伴随症状等，必要时口服止痛药物
	焦虑护理	热情接待和安慰患者及家属，在实施治疗措施前应向患者交代注意事项、目的、意义，告诉其与疾病有关的相关知识，以缓解其焦虑紧张的情绪
	口腔护理	双侧鼻腔填塞者口唇涂液状石蜡或敷湿纱布，多饮水，做好口腔护理
		遵医嘱给予抗生素
	出血的观察与护理	有鼻出血的患者应先给予止血
		鼻部伤口应及时处理缝合，皮肤破损者应做好患者的皮肤护理，保持清洁干燥
		有脑脊液鼻漏患者禁止鼻腔填塞
	感染的观察及预防	评估患者生命体征，严密观察意识、瞳孔变化。同时要观察有无头痛、呕吐，颈项强直等脑膜刺激症状
		严格执行无菌操作技术
		遵医嘱给予抗生素，注意观察药物疗效和不良反应

5. 健康教育

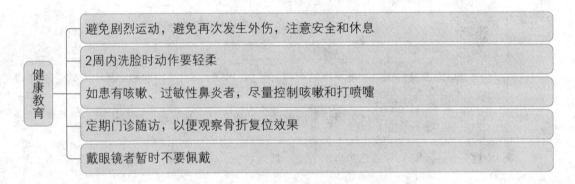

健康教育	避免剧烈运动，避免再次发生外伤，注意安全和休息
	2周内洗脸时动作要轻柔
	如患有咳嗽、过敏性鼻炎者，尽量控制咳嗽和打喷嚏
	定期门诊随访，以便观察骨折复位效果
	戴眼镜者暂时不要佩戴

十二、鼻腔异物

鼻腔异物主要分为内源性和外源性两大类，内源性异物如死骨、凝血块、鼻石、痂皮等，外源性鼻腔异物可以分为下列 3 种类型。

（1）非生物类：如包糖纸、塑料玩具、钮扣、项链珠、玻璃珠、石块和泥土等。

（2）植物类：如豆类、花生、果核等。

（3）动物类：如昆虫、蛔虫、蛆虫、水蛭等，以植物性异物多见，动物性异物较为罕见。

非生物性异物破坏性较大，病情较复杂。鼻腔异物多见于儿童。

1. 临床表现

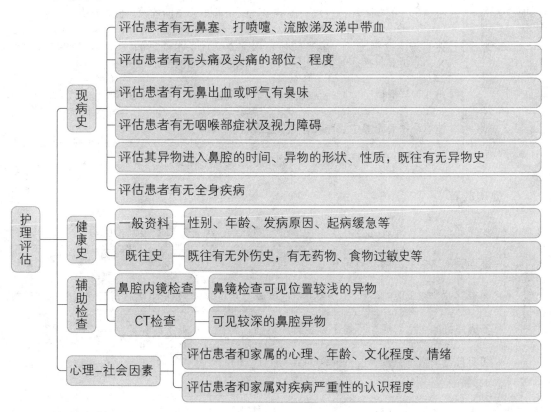

临床表现
- 鼻腔异物长时间存留，鼻腔前鼻孔下方可局部糜烂，分泌物较多，甚至有肉芽组织形成
- 儿童鼻腔异物表现为单侧鼻阻塞，脓性涕，鼻出血或涕中带血以及呼气有臭味等
- 石块、木块和铁锈类异物常伴有面部外伤
- 若损伤视神经或视神经管，则表现视力障碍，若伤及血管，则有较大量出血
- 活的动物性异物常有虫爬感
- 医源性异物在异物滞留侧有鼻塞，脓涕伴臭味和头痛等

2. 护理评估

护理评估

现病史
- 评估患者有无鼻塞、打喷嚏、流脓涕及涕中带血
- 评估患者有无头痛及头痛的部位、程度
- 评估患者有无鼻出血或呼气有臭味
- 评估患者有无咽喉部症状及视力障碍
- 评估其异物进入鼻腔的时间、异物的形状、性质，既往有无异物史
- 评估患者有无全身疾病

健康史
- 一般资料 —— 性别、年龄、发病原因、起病缓急等
- 既往史 —— 既往有无外伤史，有无药物、食物过敏史等

辅助检查
- 鼻腔内镜检查 —— 鼻镜检查可见位置较浅的异物
- CT检查 —— 可见较深的鼻腔异物

心理–社会因素
- 评估患者和家属的心理、年龄、文化程度、情绪
- 评估患者和家属对疾病严重性的认识程度

3. 护理诊断

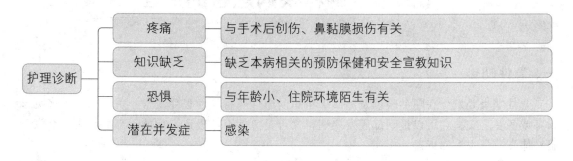

护理诊断
- 疼痛 —— 与手术后创伤、鼻黏膜损伤有关
- 知识缺乏 —— 缺乏本病相关的预防保健和安全宣教知识
- 恐惧 —— 与年龄小、住院环境陌生有关
- 潜在并发症 —— 感染

4. 护理措施

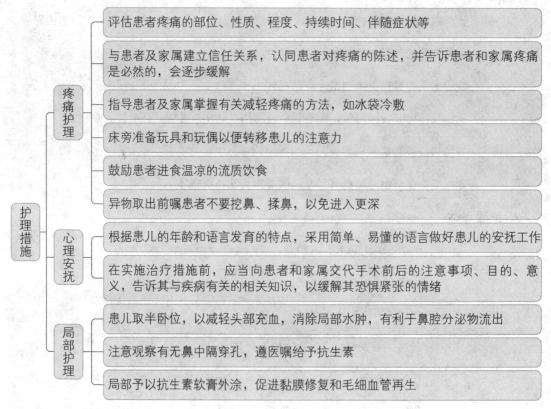

护理措施
- 疼痛护理
  - 评估患者疼痛的部位、性质、程度、持续时间、伴随症状等
  - 与患者及家属建立信任关系，认同患者对疼痛的陈述，并告诉患者和家属疼痛是必然的，会逐步缓解
  - 指导患者及家属掌握有关减轻疼痛的方法，如冰袋冷敷
  - 床旁准备玩具和玩偶以便转移患儿的注意力
  - 鼓励患者进食温凉的流质饮食
  - 异物取出前嘱患者不要挖鼻、揉鼻，以免进入更深
- 心理安抚
  - 根据患儿的年龄和语言发育的特点，采用简单、易懂的语言做好患儿的安抚工作
  - 在实施治疗措施前，应当向患者和家属交代手术前后的注意事项、目的、意义，告诉其与疾病有关的相关知识，以缓解其恐惧紧张的情绪
- 局部护理
  - 患儿取半卧位，以减轻头部充血，消除局部水肿，有利于鼻腔分泌物流出
  - 注意观察有无鼻中隔穿孔，遵医嘱给予抗生素
  - 局部予以抗生素软膏外涂，促进黏膜修复和毛细血管再生

5. 健康教育

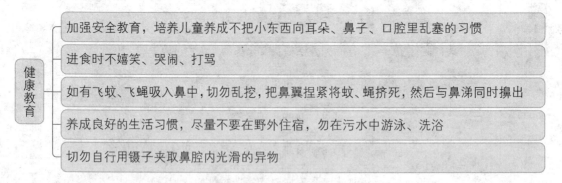

健康教育
- 加强安全教育，培养儿童养成不把小东西向耳朵、鼻子、口腔里乱塞的习惯
- 进食时不嬉笑、哭闹、打骂
- 如有飞蚊、飞蝇吸入鼻中，切勿乱挖，把鼻翼捏紧将蚊、蝇挤死，然后与鼻涕同时擤出
- 养成良好的生活习惯，尽量不要在野外住宿，勿在污水中游泳、洗浴
- 切勿自行用镊子夹取鼻腔内光滑的异物

第三节　咽科疾病患者的护理

一、急性咽炎

急性咽炎是发生在咽黏膜以及黏膜下组织的急性非特异性炎症。常年可发生，但多见于秋冬或冬春之交。它可以是咽部原发疾病，又可是急性上呼吸道炎症的一部分，也可继发于扁桃体炎、鼻炎等邻近器官疾病。

1. 临床表现

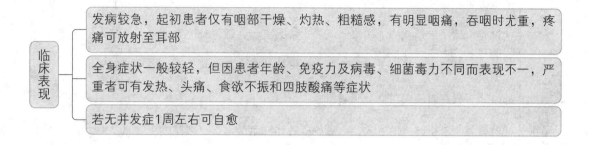

临床表现
- 发病较急，起初患者仅有咽部干燥、灼热、粗糙感，有明显咽痛，吞咽时尤重，疼痛可放射至耳部
- 全身症状一般较轻，但因患者年龄、免疫力及病毒、细菌毒力不同而表现不一，严重者可有发热、头痛、食欲不振和四肢酸痛等症状
- 若无并发症1周左右可自愈

2. 护理评估

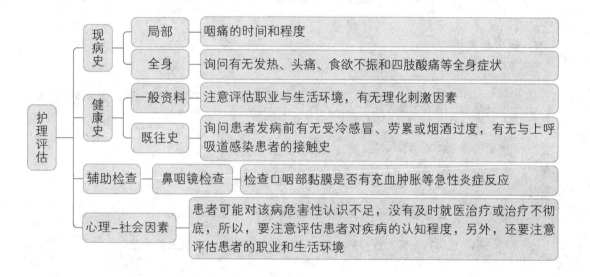

护理评估
- 现病史
  - 局部：咽痛的时间和程度
  - 全身：询问有无发热、头痛、食欲不振和四肢酸痛等全身症状
- 健康史
  - 一般资料：注意评估职业与生活环境，有无理化刺激因素
  - 既往史：询问患者发病前有无受冷感冒、劳累或烟酒过度，有无与上呼吸道感染患者的接触史
- 辅助检查——鼻咽镜检查：检查口咽部黏膜是否有充血肿胀等急性炎症反应
- 心理-社会因素：患者可能对该病危害性认识不足，没有及时就医治疗或治疗不彻底，所以，要注意评估患者对疾病的认知程度，另外，还要注意评估患者的职业和生活环境

3. 护理诊断

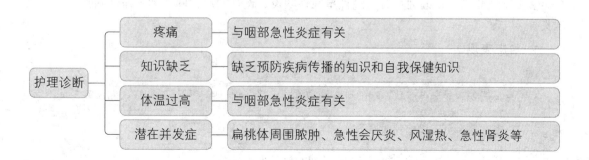

护理诊断
- 疼痛：与咽部急性炎症有关
- 知识缺乏：缺乏预防疾病传播的知识和自我保健知识
- 体温过高：与咽部急性炎症有关
- 潜在并发症：扁桃体周围脓肿、急性会厌炎、风湿热、急性肾炎等

4. 护理措施

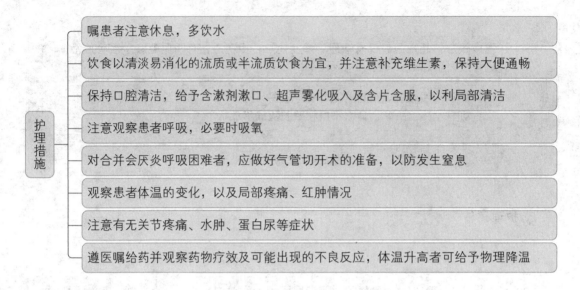

护理措施
- 嘱患者注意休息，多饮水
- 饮食以清淡易消化的流质或半流质饮食为宜，并注意补充维生素，保持大便通畅
- 保持口腔清洁，给予含漱剂漱口、超声雾化吸入及含片含服，以利局部清洁
- 注意观察患者呼吸，必要时吸氧
- 对合并会厌炎呼吸困难者，应做好气管切开术的准备，以防发生窒息
- 观察患者体温的变化，以及局部疼痛、红肿情况
- 注意有无关节疼痛、水肿、蛋白尿等症状
- 遵医嘱给药并观察药物疗效及可能出现的不良反应，体温升高者可给予物理降温

5. 健康教育

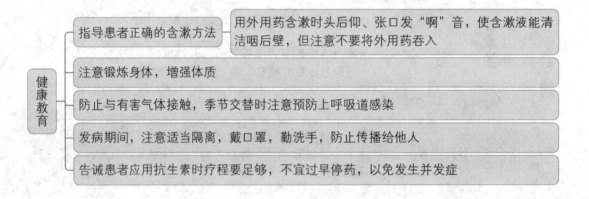

健康教育
- 指导患者正确的含漱方法：用外用药含漱时头后仰、张口发"啊"音，使含漱液能清洁咽后壁，但注意不要将外用药吞入
- 注意锻炼身体，增强体质
- 防止与有害气体接触，季节交替时注意预防上呼吸道感染
- 发病期间，注意适当隔离，戴口罩，勤洗手，防止传播给他人
- 告诫患者应用抗生素时疗程要足够，不宜过早停药，以免发生并发症

二、慢性咽炎

慢性咽炎为咽部黏膜、黏膜下及淋巴组织的弥漫性炎症，常为上呼吸道慢性炎症的一部分，多见于成年人。按病理可分为慢性单纯性咽炎、慢性肥厚性咽炎和萎缩性咽炎与干燥性咽炎。

1. 临床表现

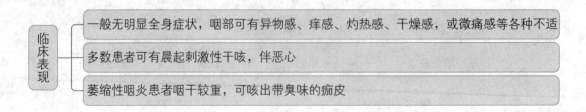

临床表现
- 一般无明显全身症状，咽部可有异物感、痒感、灼热感、干燥感，或微痛感等各种不适
- 多数患者可有晨起刺激性干咳，伴恶心
- 萎缩性咽炎患者咽干较重，可咳出带臭味的痂皮

2. 护理评估

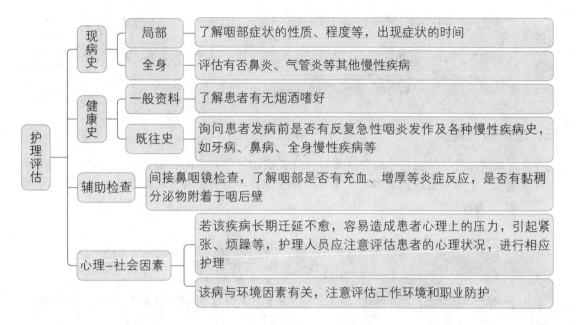

护理评估
- 现病史
  - 局部：了解咽部症状的性质、程度等，出现症状的时间
  - 全身：评估有否鼻炎、气管炎等其他慢性疾病
- 健康史
  - 一般资料：了解患者有无烟酒嗜好
  - 既往史：询问患者发病前是否有反复急性咽炎发作及各种慢性疾病史，如牙病、鼻病、全身慢性疾病等
- 辅助检查：间接鼻咽镜检查，了解咽部是否有充血、增厚等炎症反应，是否有黏稠分泌物附着于咽后壁
- 心理-社会因素
  - 若该疾病长期迁延不愈，容易造成患者心理上的压力，引起紧张、烦躁等，护理人员应注意评估患者的心理状况，进行相应护理
  - 该病与环境因素有关，注意评估工作环境和职业防护

3. 护理诊断

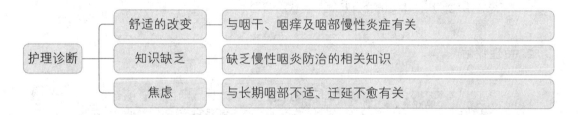

护理诊断
- 舒适的改变：与咽干、咽痒及咽部慢性炎症有关
- 知识缺乏：缺乏慢性咽炎防治的相关知识
- 焦虑：与长期咽部不适、迁延不愈有关

4. 护理措施

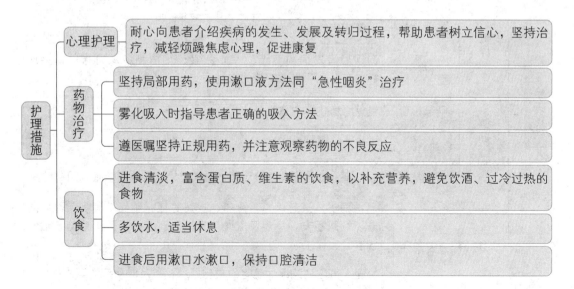

护理措施
- 心理护理：耐心向患者介绍疾病的发生、发展及转归过程，帮助患者树立信心，坚持治疗，减轻烦躁焦虑心理，促进康复
- 药物治疗
  - 坚持局部用药，使用漱口液方法同"急性咽炎"治疗
  - 雾化吸入时指导患者正确的吸入方法
  - 遵医嘱坚持正规用药，并注意观察药物的不良反应
- 饮食
  - 进食清淡，富含蛋白质、维生素的饮食，以补充营养，避免饮酒、过冷过热的食物
  - 多饮水，适当休息
  - 进食后用漱口水漱口，保持口腔清洁

5. 健康教育

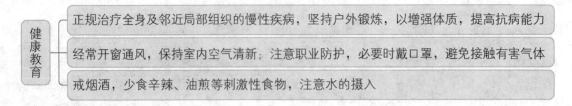

健康教育 — 正规治疗全身及邻近局部组织的慢性疾病，坚持户外锻炼，以增强体质，提高抗病能力

经常开窗通风，保持室内空气清新；注意职业防护，必要时戴口罩，避免接触有害气体

戒烟酒，少食辛辣、油煎等刺激性食物，注意水的摄入

三、急性扁桃体炎

急性扁桃体炎是腭扁桃体的急性非特异性炎症，常伴有不同程度的咽黏膜和淋巴组织炎症，常继发于上呼吸道感染。多见于儿童及青少年，在季节交替、气温变化时易发病。

1. 临床表现

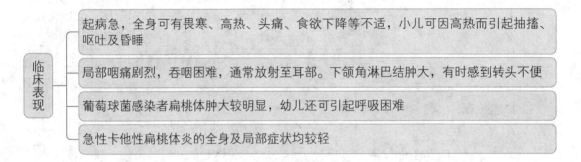

临床表现 — 起病急，全身可有畏寒、高热、头痛、食欲下降等不适，小儿可因高热而引起抽搐、呕吐及昏睡

局部咽痛剧烈，吞咽困难，通常放射至耳部。下颌角淋巴结肿大，有时感到转头不便

葡萄球菌感染者扁桃体肿大较明显，幼儿还可引起呼吸困难

急性卡他性扁桃体炎的全身及局部症状均较轻

2. 护理评估

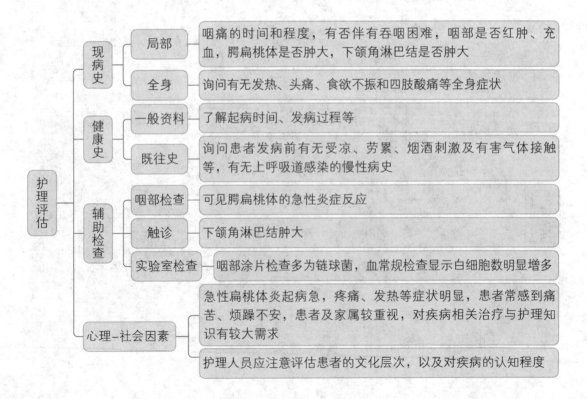

护理评估

— 现病史 — 局部 — 咽痛的时间和程度，有否伴有吞咽困难，咽部是否红肿、充血，腭扁桃体是否肿大，下颌角淋巴结是否肿大

— 全身 — 询问有无发热、头痛、食欲不振和四肢酸痛等全身症状

— 健康史 — 一般资料 — 了解起病时间、发病过程等

— 既往史 — 询问患者发病前有无受凉、劳累、烟酒刺激及有害气体接触等，有无上呼吸道感染的慢性病史

— 辅助检查 — 咽部检查 — 可见腭扁桃体的急性炎症反应

— 触诊 — 下颌角淋巴结肿大

— 实验室检查 — 咽部涂片检查多为链球菌，血常规检查显示白细胞数明显增多

— 心理-社会因素 — 急性扁桃体炎起病急，疼痛、发热等症状明显，患者常感到痛苦、烦躁不安，患者及家属较重视，对疾病相关治疗与护理知识有较大需求

护理人员应注意评估患者的文化层次，以及对疾病的认知程度

3. 护理诊断

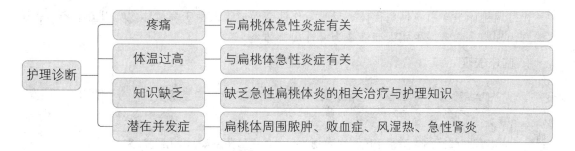

护理诊断
- 疼痛 —— 与扁桃体急性炎症有关
- 体温过高 —— 与扁桃体急性炎症有关
- 知识缺乏 —— 缺乏急性扁桃体炎的相关治疗与护理知识
- 潜在并发症 —— 扁桃体周围脓肿、败血症、风湿热、急性肾炎

4. 护理措施

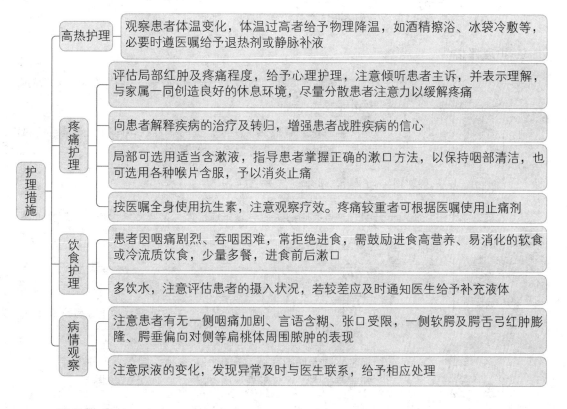

护理措施
- 高热护理：观察患者体温变化，体温过高者给予物理降温，如酒精擦浴、冰袋冷敷等，必要时遵医嘱给予退热剂或静脉补液
- 疼痛护理：
  - 评估局部红肿及疼痛程度，给予心理护理，注意倾听患者主诉，并表示理解，与家属一同创造良好的休息环境，尽量分散患者注意力以缓解疼痛
  - 向患者解释疾病的治疗及转归，增强患者战胜疾病的信心
  - 局部可选用适当含漱液，指导患者掌握正确的漱口方法，以保持咽部清洁，也可选用各种喉片含服，予以消炎止痛
  - 按医嘱全身使用抗生素，注意观察疗效。疼痛较重者可根据医嘱使用止痛剂
- 饮食护理：
  - 患者因咽痛剧烈、吞咽困难，常拒绝进食，需鼓励进食高营养、易消化的软食或冷流质饮食，少量多餐，进食前后漱口
  - 多饮水，注意评估患者的摄入状况，若较差应及时通知医生给予补充液体
- 病情观察：
  - 注意患者有无一侧咽痛加剧、言语含糊、张口受限，一侧软腭及腭舌弓红肿膨隆、腭垂偏向对侧等扁桃体周围脓肿的表现
  - 注意尿液的变化，发现异常及时与医生联系，给予相应处理

5. 健康教育

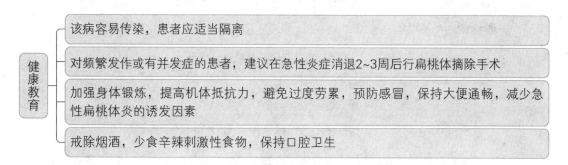

健康教育
- 该病容易传染，患者应适当隔离
- 对频繁发作或有并发症的患者，建议在急性炎症消退2~3周后行扁桃体摘除手术
- 加强身体锻炼，提高机体抵抗力，避免过度劳累，预防感冒，保持大便通畅，减少急性扁桃体炎的诱发因素
- 戒除烟酒，少食辛辣刺激性食物，保持口腔卫生

四、慢性扁桃体炎

慢性扁桃体炎多由急性扁桃体炎反复发作演变而成，或由于扁桃体隐窝引流不畅，扁桃体隐窝内细菌、病毒滋生感染而演变为慢性扁桃体炎。

1. 临床表现

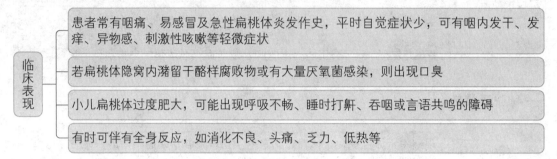

临床表现
- 患者常有咽痛、易感冒及急性扁桃体炎发作史，平时自觉症状少，可有咽内发干、发痒、异物感、刺激性咳嗽等轻微症状
- 若扁桃体隐窝内潴留干酪样腐败物或有大量厌氧菌感染，则出现口臭
- 小儿扁桃体过度肥大，可能出现呼吸不畅、睡时打鼾、吞咽或言语共鸣的障碍
- 有时可伴有全身反应，如消化不良、头痛、乏力、低热等

2. 护理评估

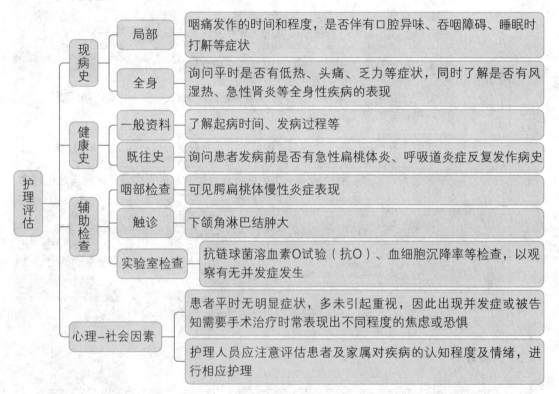

护理评估
- 现病史
  - 局部：咽痛发作的时间和程度，是否伴有口腔异味、吞咽障碍、睡眠时打鼾等症状
  - 全身：询问平时是否有低热、头痛、乏力等症状，同时了解是否有风湿热、急性肾炎等全身性疾病的表现
- 健康史
  - 一般资料：了解起病时间、发病过程等
  - 既往史：询问患者发病前是否有急性扁桃体炎、呼吸道炎症反复发作病史
- 辅助检查
  - 咽部检查：可见腭扁桃体慢性炎症表现
  - 触诊：下颌角淋巴结肿大
  - 实验室检查：抗链球菌溶血素O试验（抗O）、血细胞沉降率等检查，以观察有无并发症发生
- 心理-社会因素
  - 患者平时无明显症状，多未引起重视，因此出现并发症或被告知需要手术治疗时常表现出不同程度的焦虑或恐惧
  - 护理人员应注意评估患者及家属对疾病的认知程度及情绪，进行相应护理

3. 护理诊断

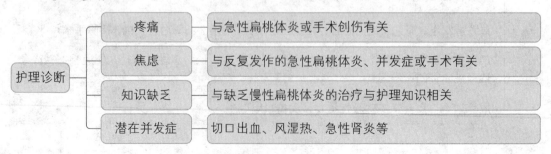

护理诊断
- 疼痛——与急性扁桃体炎或手术创伤有关
- 焦虑——与反复发作的急性扁桃体炎、并发症或手术有关
- 知识缺乏——与缺乏慢性扁桃体炎的治疗与护理知识相关
- 潜在并发症——切口出血、风湿热、急性肾炎等

4. 护理措施

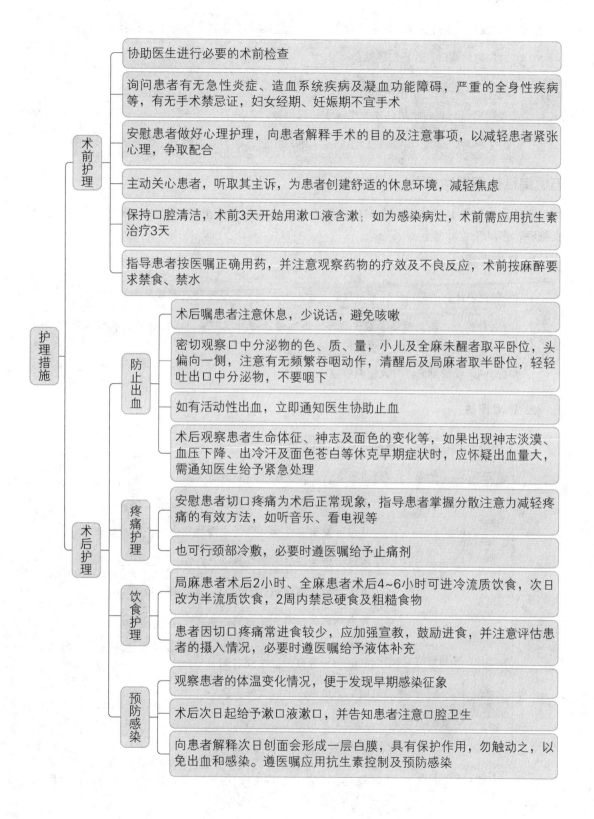

护理措施
- 术前护理
  - 协助医生进行必要的术前检查
  - 询问患者有无急性炎症、造血系统疾病及凝血功能障碍，严重的全身性疾病等，有无手术禁忌证，妇女经期、妊娠期不宜手术
  - 安慰患者做好心理护理，向患者解释手术的目的及注意事项，以减轻患者紧张心理，争取配合
  - 主动关心患者，听取其主诉，为患者创建舒适的休息环境，减轻焦虑
  - 保持口腔清洁，术前3天开始用漱口液含漱；如为感染病灶，术前需应用抗生素治疗3天
  - 指导患者按医嘱正确用药，并注意观察药物的疗效及不良反应，术前按麻醉要求禁食、禁水
- 术后护理
  - 防止出血
    - 术后嘱患者注意休息，少说话，避免咳嗽
    - 密切观察口中分泌物的色、质、量，小儿及全麻未醒者取平卧位，头偏向一侧，注意有无频繁吞咽动作，清醒后及局麻者取半卧位，轻轻吐出口中分泌物，不要咽下
    - 如有活动性出血，立即通知医生协助止血
    - 术后观察患者生命体征、神志及面色的变化等，如果出现神志淡漠、血压下降、出冷汗及面色苍白等休克早期症状时，应怀疑出血量大，需通知医生给予紧急处理
  - 疼痛护理
    - 安慰患者切口疼痛为术后正常现象，指导患者掌握分散注意力减轻疼痛的有效方法，如听音乐、看电视等
    - 也可行颈部冷敷，必要时遵医嘱给予止痛剂
  - 饮食护理
    - 局麻患者术后2小时、全麻患者术后4~6小时可进冷流质饮食，次日改为半流质饮食，2周内禁忌硬食及粗糙食物
    - 患者因切口疼痛常进食较少，应加强宣教，鼓励进食，并注意评估患者的摄入情况，必要时遵医嘱给予液体补充
  - 预防感染
    - 观察患者的体温变化情况，便于发现早期感染征象
    - 术后次日起给予漱口液漱口，并告知患者注意口腔卫生
    - 向患者解释次日创面会形成一层白膜，具有保护作用，勿触动之，以免出血和感染。遵医嘱应用抗生素控制及预防感染

5. 健康教育

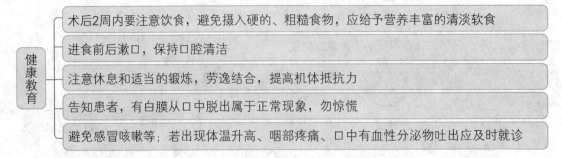

健康教育	术后2周内要注意饮食，避免摄入硬的、粗糙食物，应给予营养丰富的清淡软食
	进食前后漱口，保持口腔清洁
	注意休息和适当的锻炼，劳逸结合，提高机体抵抗力
	告知患者，有白膜从口中脱出属于正常现象，勿惊慌
	避免感冒咳嗽等；若出现体温升高、咽部疼痛、口中有血性分泌物吐出应及时就诊

五、扁桃体周围脓肿

扁桃体周围脓肿是指发生在扁桃体周围间隙内的化脓性炎症。起初为蜂窝织炎，继而形成脓肿。多见于青壮年。

1. 临床表现

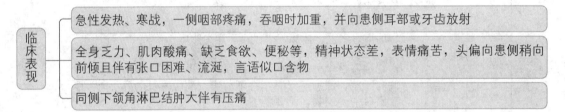

临床表现	急性发热、寒战，一侧咽部疼痛，吞咽时加重，并向患侧耳部或牙齿放射
	全身乏力、肌肉酸痛、缺乏食欲、便秘等，精神状态差，表情痛苦，头偏向患侧稍向前倾且伴有张口困难、流涎，言语似口含物
	同侧下颌角淋巴结肿大伴有压痛

2. 护理评估

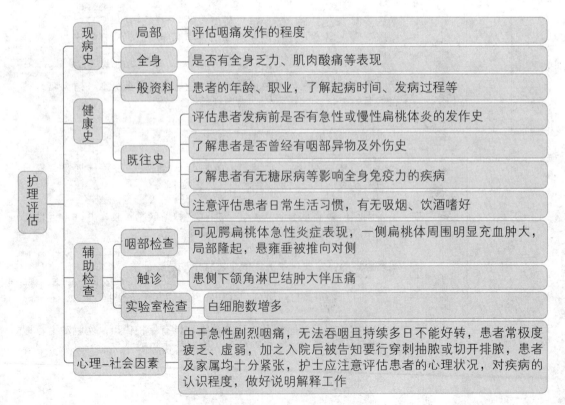

护理评估
- 现病史
  - 局部 —— 评估咽痛发作的程度
  - 全身 —— 是否有全身乏力、肌肉酸痛等表现
- 健康史
  - 一般资料 —— 患者的年龄、职业，了解起病时间、发病过程等
  - 既往史
    - 评估患者发病前是否有急性或慢性扁桃体炎的发作史
    - 了解患者是否曾经有咽部异物及外伤史
    - 了解患者有无糖尿病等影响全身免疫力的疾病
    - 注意评估患者日常生活习惯，有无吸烟、饮酒嗜好
- 辅助检查
  - 咽部检查 —— 可见腭扁桃体急性炎症表现，一侧扁桃体周围明显充血肿大，局部隆起，悬雍垂被推向对侧
  - 触诊 —— 患侧下颌角淋巴结肿大伴压痛
  - 实验室检查 —— 白细胞数增多
- 心理-社会因素 —— 由于急性剧烈咽痛，无法吞咽且持续多日不能好转，患者常极度疲乏、虚弱，加之入院后被告知要行穿刺抽脓或切开排脓，患者及家属均十分紧张，护士应注意评估患者的心理状况，对疾病的认识程度，做好说明解释工作

3. 护理诊断

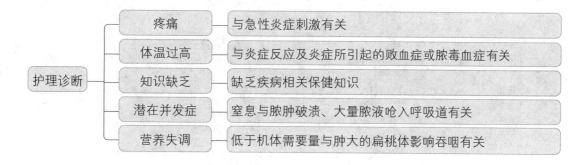

护理诊断
- 疼痛 —— 与急性炎症刺激有关
- 体温过高 —— 与炎症反应及炎症所引起的败血症或脓毒血症有关
- 知识缺乏 —— 缺乏疾病相关保健知识
- 潜在并发症 —— 窒息与脓肿破溃、大量脓液呛入呼吸道有关
- 营养失调 —— 低于机体需要量与肿大的扁桃体影响吞咽有关

4. 护理措施

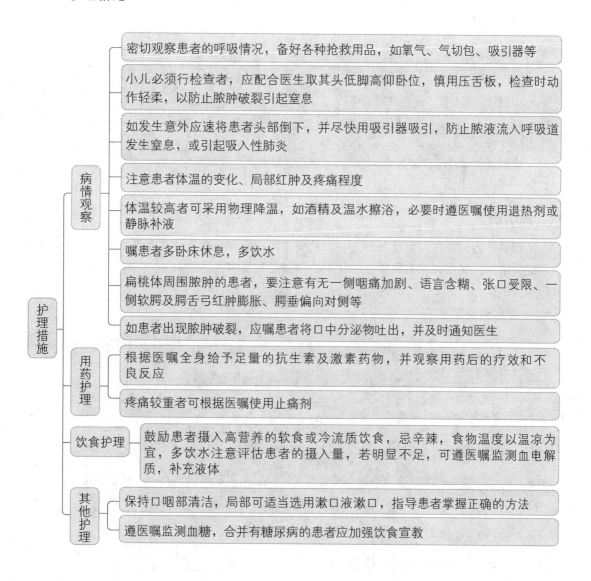

护理措施

病情观察
- 密切观察患者的呼吸情况，备好各种抢救用品，如氧气、气切包、吸引器等
- 小儿必须行检查者，应配合医生取其头低脚高仰卧位，慎用压舌板，检查时动作轻柔，以防止脓肿破裂引起窒息
- 如发生意外应速将患者头部倒下，并尽快用吸引器吸引，防止脓液流入呼吸道发生窒息，或引起吸入性肺炎
- 注意患者体温的变化、局部红肿及疼痛程度
- 体温较高者可采用物理降温，如酒精及温水擦浴，必要时遵医嘱使用退热剂或静脉补液
- 嘱患者多卧床休息，多饮水
- 扁桃体周围脓肿的患者，要注意有无一侧咽痛加剧、语言含糊、张口受限、一侧软腭及腭舌弓红肿膨胀、腭垂偏向对侧等
- 如患者出现脓肿破裂，应嘱患者将口中分泌物吐出，并及时通知医生

用药护理
- 根据医嘱全身给予足量的抗生素及激素药物，并观察用药后的疗效和不良反应
- 疼痛较重者可根据医嘱使用止痛剂

饮食护理
- 鼓励患者摄入高营养的软食或冷流质饮食，忌辛辣，食物温度以温凉为宜，多饮水注意评估患者的摄入量，若明显不足，可遵医嘱监测血电解质，补充液体

其他护理
- 保持口咽部清洁，局部可适当选用漱口液漱口，指导患者掌握正确的方法
- 遵医嘱监测血糖，合并有糖尿病的患者应加强饮食宣教

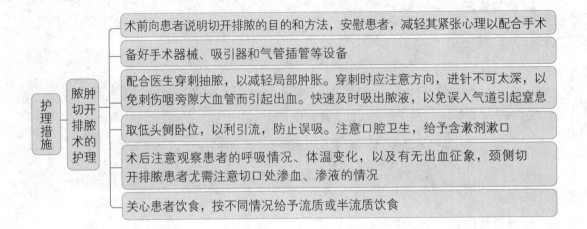

护理措施 — 脓肿切开排脓术的护理
- 术前向患者说明切开排脓的目的和方法，安慰患者，减轻其紧张心理以配合手术
- 备好手术器械、吸引器和气管插管等设备
- 配合医生穿刺抽脓，以减轻局部肿胀。穿刺时应注意方向，进针不可太深，以免刺伤咽旁隙大血管而引起出血。快速及时吸出脓液，以免误入气道引起窒息
- 取低头侧卧位，以利引流，防止误吸。注意口腔卫生，给予含漱剂漱口
- 术后注意观察患者的呼吸情况、体温变化，以及有无出血征象，颈侧切开排脓患者尤需注意切口处渗血、渗液的情况
- 关心患者饮食，按不同情况给予流质或半流质饮食

5. 健康教育

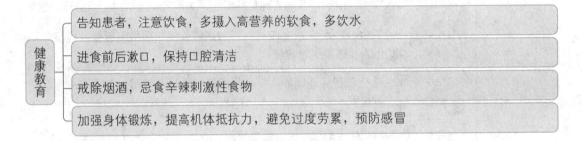

健康教育
- 告知患者，注意饮食，多摄入高营养的软食，多饮水
- 进食前后漱口，保持口腔清洁
- 戒除烟酒，忌食辛辣刺激性食物
- 加强身体锻炼，提高机体抵抗力，避免过度劳累，预防感冒

六、鼻咽癌

鼻咽癌是我国高发的恶性肿瘤之一，发病率以广东省为最高，其次是广西、湖南、福建等省或自治区。在我国，头颈部恶性肿瘤中鼻咽癌发病率占首位，40～50岁为高发年龄组，男性多于女性。

1. 临床表现

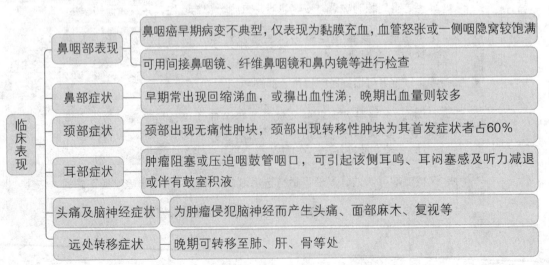

临床表现
- 鼻咽部表现
  - 鼻咽癌早期病变不典型，仅表现为黏膜充血，血管怒张或一侧咽隐窝较饱满
  - 可用间接鼻咽镜、纤维鼻咽镜和鼻内镜等进行检查
- 鼻部症状 — 早期常出现回缩涕血，或擤出血性涕；晚期出血量则较多
- 颈部症状 — 颈部出现无痛性肿块，颈部出现转移性肿块为其首发症状者占60%
- 耳部症状 — 肿瘤阻塞或压迫咽鼓管咽口，可引起该侧耳鸣、耳闷塞感及听力减退或伴有鼓室积液
- 头痛及脑神经症状 — 为肿瘤侵犯脑神经而产生头痛、面部麻木、复视等
- 远处转移症状 — 晚期可转移至肺、肝、骨等处

2. 护理评估

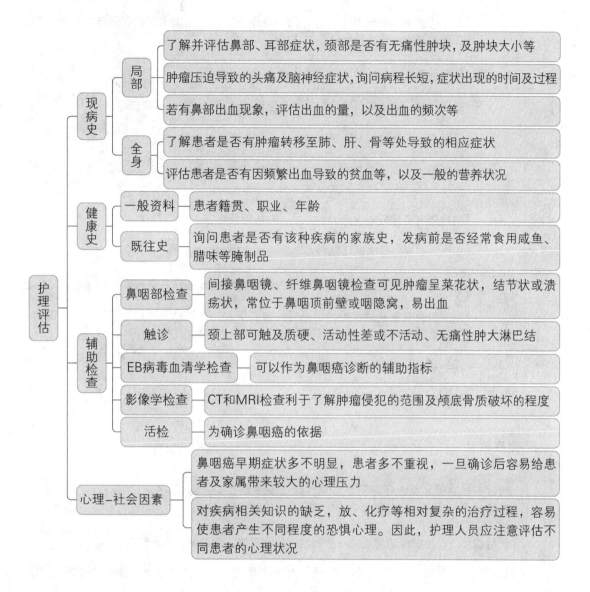

护理评估
- 现病史
  - 局部
    - 了解并评估鼻部、耳部症状，颈部是否有无痛性肿块，及肿块大小等
    - 肿瘤压迫导致的头痛及脑神经症状，询问病程长短，症状出现的时间及过程
    - 若有鼻部出血现象，评估出血的量，以及出血的频次等
  - 全身
    - 了解患者是否有肿瘤转移至肺、肝、骨等处导致的相应症状
    - 评估患者是否有因频繁出血导致的贫血等，以及一般的营养状况
- 健康史
  - 一般资料
    - 患者籍贯、职业、年龄
  - 既往史
    - 询问患者是否有该种疾病的家族史，发病前是否经常食用咸鱼、腊味等腌制品
- 辅助检查
  - 鼻咽部检查
    - 间接鼻咽镜、纤维鼻咽镜检查可见肿瘤呈菜花状，结节状或溃疡状，常位于鼻咽顶前壁或咽隐窝，易出血
  - 触诊
    - 颈上部可触及质硬、活动性差或不活动、无痛性肿大淋巴结
  - EB病毒血清学检查
    - 可以作为鼻咽癌诊断的辅助指标
  - 影像学检查
    - CT和MRI检查利于了解肿瘤侵犯的范围及颅底骨质破坏的程度
  - 活检
    - 为确诊鼻咽癌的依据
- 心理–社会因素
  - 鼻咽癌早期症状多不明显，患者多不重视，一旦确诊后容易给患者及家属带来较大的心理压力
  - 对疾病相关知识的缺乏，放、化疗等相对复杂的治疗过程，容易使患者产生不同程度的恐惧心理。因此，护理人员应注意评估不同患者的心理状况

3. 护理诊断

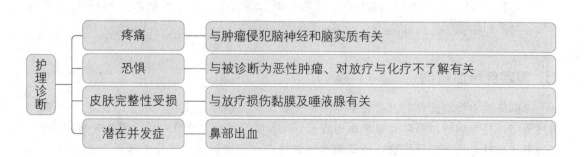

护理诊断
- 疼痛 —— 与肿瘤侵犯脑神经和脑实质有关
- 恐惧 —— 与被诊断为恶性肿瘤、对放疗与化疗不了解有关
- 皮肤完整性受损 —— 与放疗损伤黏膜及唾液腺有关
- 潜在并发症 —— 鼻部出血

4. 护理措施

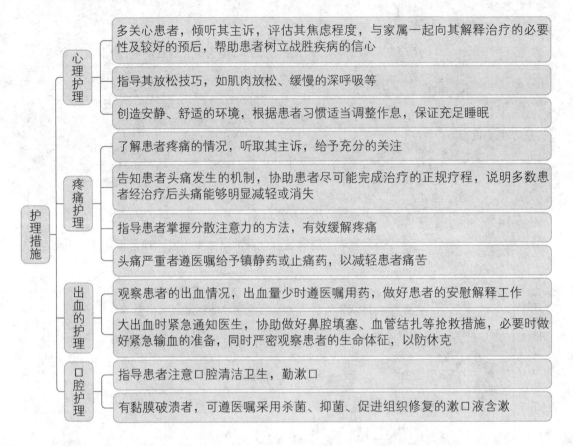

护理措施

心理护理
- 多关心患者，倾听其主诉，评估其焦虑程度，与家属一起向其解释治疗的必要性及较好的预后，帮助患者树立战胜疾病的信心
- 指导其放松技巧，如肌肉放松、缓慢的深呼吸等
- 创造安静、舒适的环境，根据患者习惯适当调整作息，保证充足睡眠

疼痛护理
- 了解患者疼痛的情况，听取其主诉，给予充分的关注
- 告知患者头痛发生的机制，协助患者尽可能完成治疗的正规疗程，说明多数患者经治疗后头痛能够明显减轻或消失
- 指导患者掌握分散注意力的方法，有效缓解疼痛
- 头痛严重者遵医嘱给予镇静药或止痛药，以减轻患者痛苦

出血的护理
- 观察患者的出血情况，出血量少时遵医嘱用药，做好患者的安慰解释工作
- 大出血时紧急通知医生，协助做好鼻腔填塞、血管结扎等抢救措施，必要时做好紧急输血的准备，同时严密观察患者的生命体征，以防休克

口腔护理
- 指导患者注意口腔清洁卫生，勤漱口
- 有黏膜破溃者，可遵医嘱采用杀菌、抑菌、促进组织修复的漱口液含漱

5. 健康教育

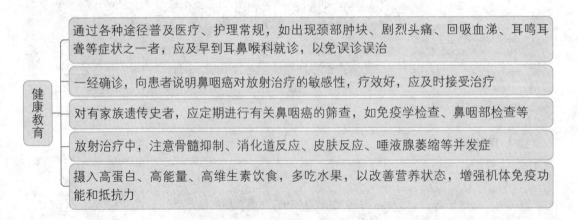

健康教育
- 通过各种途径普及医疗、护理常规，如出现颈部肿块、剧烈头痛、回吸血涕、耳鸣耳聋等症状之一者，应及早到耳鼻喉科就诊，以免误诊误治
- 一经确诊，向患者说明鼻咽癌对放射治疗的敏感性，疗效好，应及时接受治疗
- 对有家族遗传史者，应定期进行有关鼻咽癌的筛查，如免疫学检查、鼻咽部检查等
- 放射治疗中，注意骨髓抑制、消化道反应、皮肤反应、唾液腺萎缩等并发症
- 摄入高蛋白、高能量、高维生素饮食，多吃水果，以改善营养状态，增强机体免疫功能和抵抗力

七、鼻咽纤维血管瘤

鼻咽纤维血管瘤为鼻咽部最为常见的良性肿瘤，发病原因不明，由于常见于 10～25 岁男性青年，且发病时以鼻腔大量出血为特征，男女发病率比约为 19：1，因此又被称为男性青春期出血性鼻咽血管纤维瘤，可说明本病的特点。据多数学者意见，通常在 25 岁后可能停止生长，亦有术后复发未再处理，随访中发现肿瘤自然消失者。

1. 临床表现

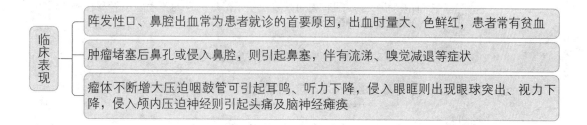

临床表现：
- 阵发性口、鼻腔出血常为患者就诊的首要原因，出血时量大、色鲜红，患者常有贫血
- 肿瘤堵塞后鼻孔或侵入鼻腔，则引起鼻塞，伴有流涕、嗅觉减退等症状
- 瘤体不断增大压迫咽鼓管可引起耳鸣、听力下降，侵入眼眶则出现眼球突出、视力下降，侵入颅内压迫神经则引起头痛及脑神经瘫痪

2. 护理评估

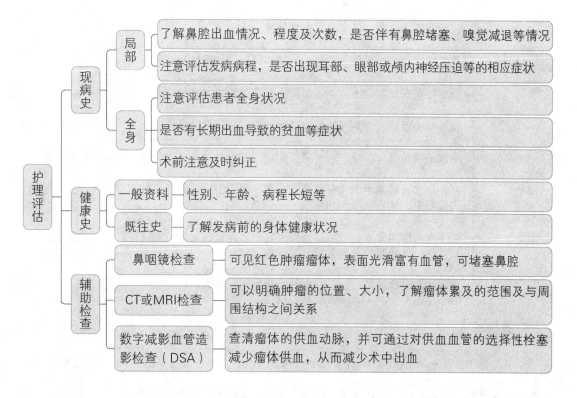

护理评估：
- 现病史
  - 局部
    - 了解鼻腔出血情况、程度及次数，是否伴有鼻腔堵塞、嗅觉减退等情况
    - 注意评估发病病程，是否出现耳部、眼部或颅内神经压迫等的相应症状
  - 全身
    - 注意评估患者全身状况
    - 是否有长期出血导致的贫血等症状
    - 术前注意及时纠正
- 健康史
  - 一般资料——性别、年龄、病程长短等
  - 既往史——了解发病前的身体健康状况
- 辅助检查
  - 鼻咽镜检查——可见红色肿瘤瘤体，表面光滑富有血管，可堵塞鼻腔
  - CT或MRI检查——可以明确肿瘤的位置、大小，了解瘤体累及的范围及与周围结构之间关系
  - 数字减影血管造影检查（DSA）——查清瘤体的供血动脉，并可通过对供血血管的选择性栓塞减少瘤体供血，从而减少术中出血

3. 护理诊断

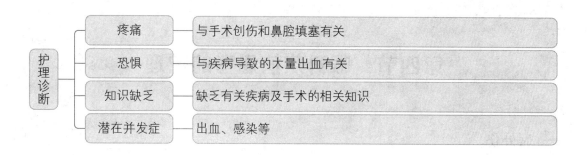

护理诊断：
- 疼痛——与手术创伤和鼻腔填塞有关
- 恐惧——与疾病导致的大量出血有关
- 知识缺乏——缺乏有关疾病及手术的相关知识
- 潜在并发症——出血、感染等

4. 护理措施

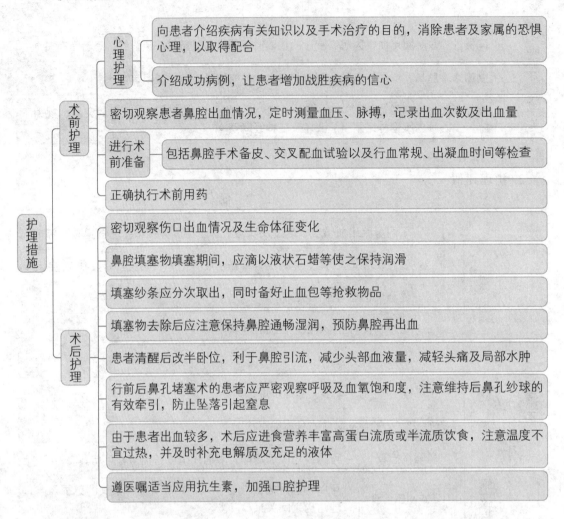

```
护理措施
├─ 术前护理
│   ├─ 心理护理
│   │   ├─ 向患者介绍疾病有关知识以及手术治疗的目的，消除患者及家属的恐惧心理，以取得配合
│   │   └─ 介绍成功病例，让患者增加战胜疾病的信心
│   ├─ 密切观察患者鼻腔出血情况，定时测量血压、脉搏，记录出血次数及出血量
│   ├─ 进行术前准备──包括鼻腔手术备皮、交叉配血试验以及行血常规、出凝血时间等检查
│   └─ 正确执行术前用药
└─ 术后护理
    ├─ 密切观察伤口出血情况及生命体征变化
    ├─ 鼻腔填塞物填塞期间，应滴以液状石蜡等使之保持润滑
    ├─ 填塞纱条应分次取出，同时备好止血包等抢救物品
    ├─ 填塞物去除后应注意保持鼻腔通畅湿润，预防鼻腔再出血
    ├─ 患者清醒后改半卧位，利于鼻腔引流，减少头部血液量，减轻头痛及局部水肿
    ├─ 行前后鼻孔堵塞术的患者应严密观察呼吸及血氧饱和度，注意维持后鼻孔纱球的有效牵引，防止坠落引起窒息
    ├─ 由于患者出血较多，术后应进食营养丰富高蛋白流质或半流质饮食，注意温度不宜过热，并及时补充电解质及充足的液体
    └─ 遵医嘱适当应用抗生素，加强口腔护理
```

5. 健康教育

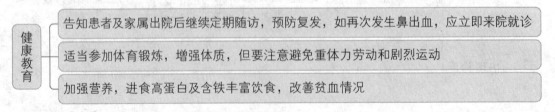

```
健康教育
├─ 告知患者及家属出院后继续定期随访，预防复发，如再次发生鼻出血，应立即来院就诊
├─ 适当参加体育锻炼，增强体质，但要注意避免重体力劳动和剧烈运动
└─ 加强营养，进食高蛋白及含铁丰富饮食，改善贫血情况
```

第四节 喉科疾病患者的护理

一、喉外伤

喉外伤是指喉部在外伤、物理因素或化学因素的作用下，引起的喉部组织的损伤，分为

开放性喉外伤以及闭合性喉外伤。闭合性喉外伤是指颈部皮肤无裂伤的喉部损伤，包括喉挫伤、挤压伤及扼伤等。外力将喉向后挤压至颈椎可造成喉软骨的骨折，多为甲状软骨的损伤。开放性喉外伤是指伴有颈部皮肤裂伤的喉外伤，多数由锐器伤、枪弹伤所致，易并发颈部大血管的损伤而危及生命。

1. 临床表现

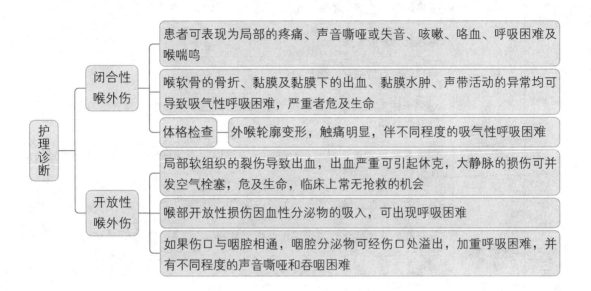

护理诊断
- 闭合性喉外伤
  - 患者可表现为局部的疼痛、声音嘶哑或失音、咳嗽、咯血、呼吸困难及喉喘鸣
  - 喉软骨的骨折、黏膜及黏膜下的出血、黏膜水肿、声带活动的异常均可导致吸气性呼吸困难，严重者危及生命
  - 体格检查——外喉轮廓变形，触痛明显，伴不同程度的吸气性呼吸困难
- 开放性喉外伤
  - 局部软组织的裂伤导致出血，出血严重可引起休克，大静脉的损伤可并发空气栓塞，危及生命，临床上常无抢救的机会
  - 喉部开放性损伤因血性分泌物的吸入，可出现呼吸困难
  - 如果伤口与咽腔相通，咽腔分泌物可经伤口处溢出，加重呼吸困难，并有不同程度的声音嘶哑和吞咽困难

2. 护理评估

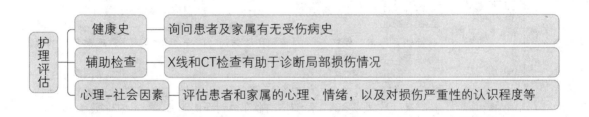

护理评估
- 健康史——询问患者及家属有无受伤病史
- 辅助检查——X线和CT检查有助于诊断局部损伤情况
- 心理-社会因素——评估患者和家属的心理、情绪，以及对损伤严重性的认识程度等

3. 护理诊断

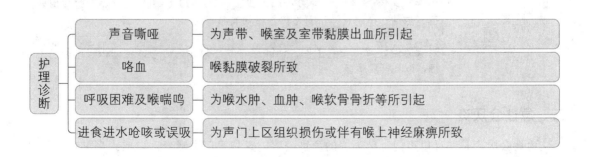

护理诊断
- 声音嘶哑——为声带、喉室及室带黏膜出血所引起
- 咯血——喉黏膜破裂所致
- 呼吸困难及喉喘鸣——为喉水肿、血肿、喉软骨骨折等所引起
- 进食进水呛咳或误吸——为声门上区组织损伤或伴有喉上神经麻痹所致

4. 护理措施

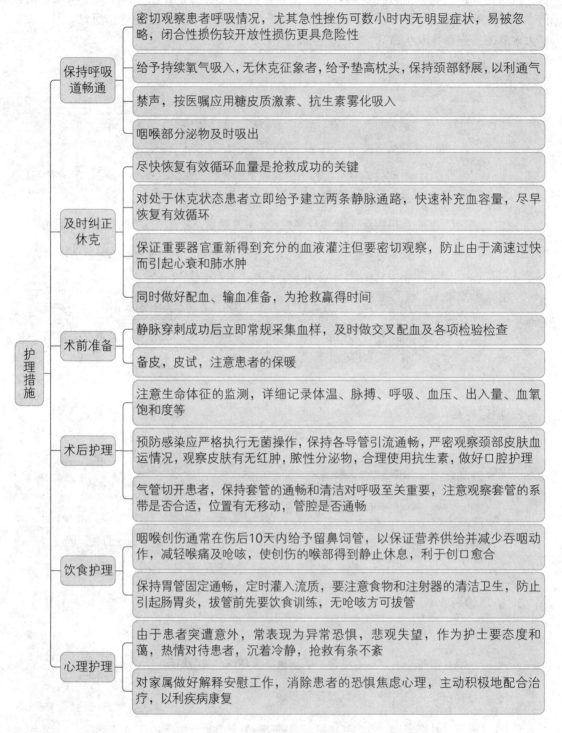

护理措施

保持呼吸道畅通
- 密切观察患者呼吸情况，尤其急性挫伤可数小时内无明显症状，易被忽略，闭合性损伤较开放性损伤更具危险性
- 给予持续氧气吸入，无休克征象者，给予垫高枕头，保持颈部舒展，以利通气
- 禁声，按医嘱应用糖皮质激素、抗生素雾化吸入
- 咽喉部分泌物及时吸出

及时纠正休克
- 尽快恢复有效循环血量是抢救成功的关键
- 对处于休克状态患者立即给予建立两条静脉通路，快速补充血容量，尽早恢复有效循环
- 保证重要器官重新得到充分的血液灌注但要密切观察，防止由于滴速过快而引起心衰和肺水肿
- 同时做好配血、输血准备，为抢救赢得时间

术前准备
- 静脉穿刺成功后立即常规采集血样，及时做交叉配血及各项检验检查
- 备皮，皮试，注意患者的保暖

术后护理
- 注意生命体征的监测，详细记录体温、脉搏、呼吸、血压、出入量、血氧饱和度等
- 预防感染应严格执行无菌操作，保持各导管引流通畅，严密观察颈部皮肤血运情况，观察皮肤有无红肿，脓性分泌物，合理使用抗生素，做好口腔护理
- 气管切开患者，保持套管的通畅和清洁对呼吸至关重要，注意观察套管的系带是否合适，位置有无移动，管腔是否通畅

饮食护理
- 咽喉创伤通常在伤后10天内给予留鼻饲管，以保证营养供给并减少吞咽动作，减轻喉痛及呛咳，使创伤的喉部得到静止休息，利于创口愈合
- 保持胃管固定通畅，定时灌入流质，要注意食物和注射器的清洁卫生，防止引起肠胃炎，拔管前先要饮食训练，无呛咳方可拔管

心理护理
- 由于患者突遭意外，常表现为异常恐惧，悲观失望，作为护士要态度和蔼，热情对待患者，沉着冷静，抢救有条不紊
- 对家属做好解释安慰工作，消除患者的恐惧焦虑心理，主动积极地配合治疗，以利疾病康复

二、急性会厌炎

急性会厌炎是一种以声门上区为主的急性炎症，又称声门上喉炎。以成人多见，严重时可致喉阻塞而引起窒息死亡。早春、秋为易发季节。

1. 临床表现

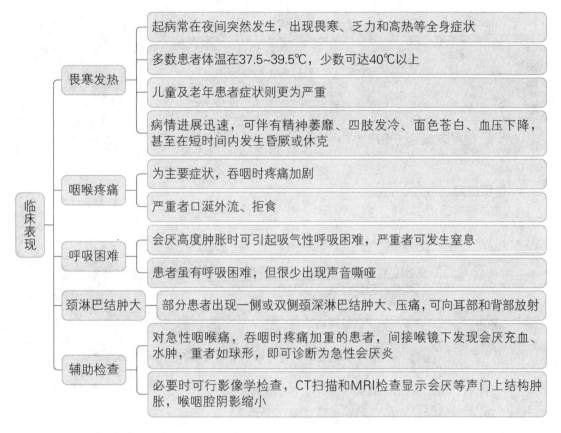

临床表现
- 畏寒发热
  - 起病常在夜间突然发生，出现畏寒、乏力和高热等全身症状
  - 多数患者体温在37.5~39.5℃，少数可达40℃以上
  - 儿童及老年患者症状则更为严重
  - 病情进展迅速，可伴有精神萎靡、四肢发冷、面色苍白、血压下降，甚至在短时间内发生昏厥或休克
- 咽喉疼痛
  - 为主要症状，吞咽时疼痛加剧
  - 严重者口涎外流、拒食
- 呼吸困难
  - 会厌高度肿胀时可引起吸气性呼吸困难，严重者可发生窒息
  - 患者虽有呼吸困难，但很少出现声音嘶哑
- 颈淋巴结肿大
  - 部分患者出现一侧或双侧颈深淋巴结肿大、压痛，可向耳部和背部放射
- 辅助检查
  - 对急性咽喉痛，吞咽时疼痛加重的患者，间接喉镜下发现会厌充血、水肿，重者如球形，即可诊断为急性会厌炎
  - 必要时可行影像学检查，CT扫描和MRI检查显示会厌等声门上结构肿胀，喉咽腔阴影缩小

2. 护理评估

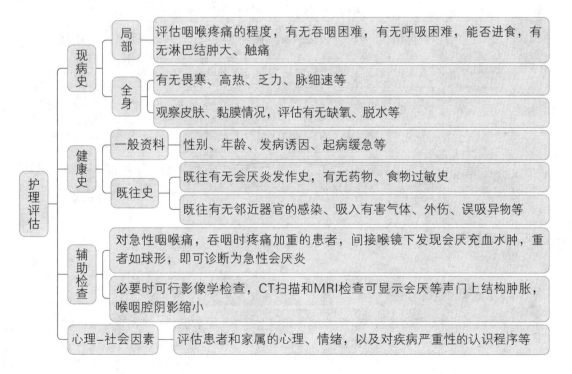

护理评估
- 现病史
  - 局部
    - 评估咽喉疼痛的程度，有无吞咽困难，有无呼吸困难，能否进食，有无淋巴结肿大、触痛
  - 全身
    - 有无畏寒、高热、乏力、脉细速等
    - 观察皮肤、黏膜情况，评估有无缺氧、脱水等
- 健康史
  - 一般资料
    - 性别、年龄、发病诱因、起病缓急等
  - 既往史
    - 既往有无会厌炎发作史，有无药物、食物过敏史
    - 既往有无邻近器官的感染、吸入有害气体、外伤、误吸异物等
- 辅助检查
  - 对急性咽喉痛，吞咽时疼痛加重的患者，间接喉镜下发现会厌充血水肿，重者如球形，即可诊断为急性会厌炎
  - 必要时可行影像学检查，CT扫描和MRI检查可显示会厌等声门上结构肿胀，喉咽腔阴影缩小
- 心理-社会因素
  - 评估患者和家属的心理、情绪，以及对疾病严重性的认识程序等

3. 护理诊断

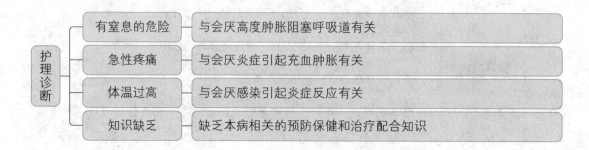

护理诊断
- 有窒息的危险 —— 与会厌高度肿胀阻塞呼吸道有关
- 急性疼痛 —— 与会厌炎症引起充血肿胀有关
- 体温过高 —— 与会厌感染引起炎症反应有关
- 知识缺乏 —— 缺乏本病相关的预防保健和治疗配合知识

4. 护理措施

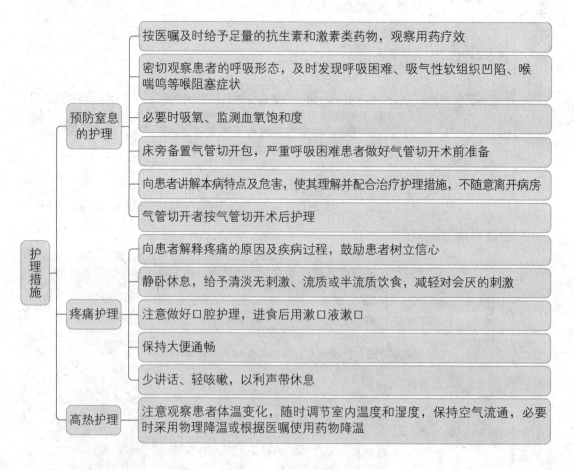

护理措施
- 预防窒息的护理
  - 按医嘱及时给予足量的抗生素和激素类药物，观察用药疗效
  - 密切观察患者的呼吸形态，及时发现呼吸困难、吸气性软组织凹陷、喉喘鸣等喉阻塞症状
  - 必要时吸氧、监测血氧饱和度
  - 床旁备置气管切开包，严重呼吸困难患者做好气管切开术前准备
  - 向患者讲解本病特点及危害，使其理解并配合治疗护理措施，不随意离开病房
  - 气管切开者按气管切开术后护理
- 疼痛护理
  - 向患者解释疼痛的原因及疾病过程，鼓励患者树立信心
  - 静卧休息，给予清淡无刺激、流质或半流质饮食，减轻对会厌的刺激
  - 注意做好口腔护理，进食后用漱口液漱口
  - 保持大便通畅
  - 少讲话、轻咳嗽，以利声带休息
- 高热护理
  - 注意观察患者体温变化，随时调节室内温度和湿度，保持空气流通，必要时采用物理降温或根据医嘱使用药物降温

5. 健康教育

健康教育
- 向患者讲解本病的特点及预防措施，由变态反应所致者应避免与过敏原接触
- 生活有规律，不过度疲劳，戒烟酒，积极治疗邻近器官感染，如出现咽喉剧痛、吞咽困难、呼吸困难等症状时应立即就近求医

三、小儿急性喉炎

小儿急性喉炎是以声门区为主的喉黏膜的急性炎症。好发于 6 个月至 3 岁的婴幼儿，冬春两季发病率高，发病急，可发生不同程度的呼吸困难，是小儿常见的急性喉梗阻原因之一，如不及时治疗，可并发喉梗阻而危及生命。

1. 临床表现

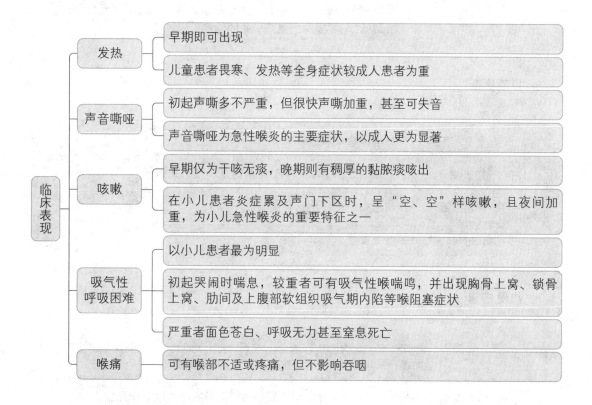

2. 护理评估

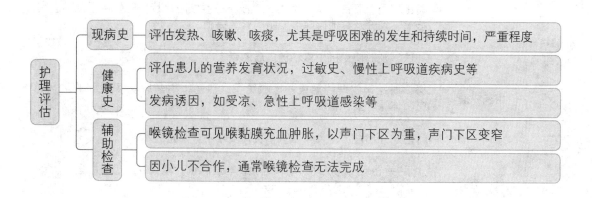

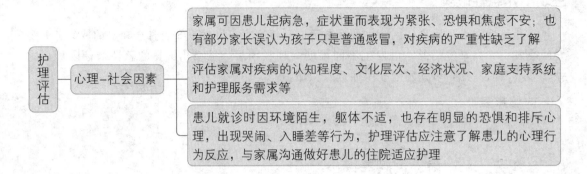

护理评估 — 心理-社会因素

- 家属可因患儿起病急，症状重而表现为紧张、恐惧和焦虑不安；也有部分家长误认为孩子只是普通感冒，对疾病的严重性缺乏了解
- 评估家属对疾病的认知程度、文化层次、经济状况、家庭支持系统和护理服务需求等
- 患儿就诊时因环境陌生，躯体不适，也存在明显的恐惧和排斥心理，出现哭闹、入睡差等行为，护理评估应注意了解患儿的心理行为反应，与家属沟通做好患儿的住院适应护理

3. 护理诊断

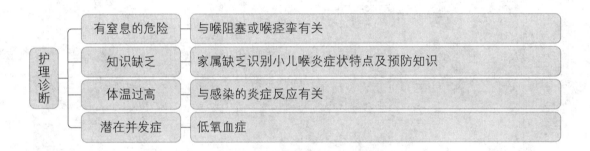

护理诊断

- 有窒息的危险 — 与喉阻塞或喉痉挛有关
- 知识缺乏 — 家属缺乏识别小儿喉炎症状特点及预防知识
- 体温过高 — 与感染的炎症反应有关
- 潜在并发症 — 低氧血症

4. 护理措施

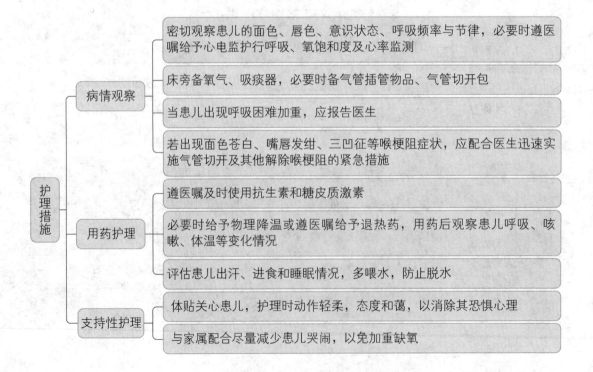

护理措施

病情观察
- 密切观察患儿的面色、唇色、意识状态、呼吸频率与节律，必要时遵医嘱给予心电监护行呼吸、氧饱和度及心率监测
- 床旁备氧气、吸痰器，必要时备气管插管物品、气管切开包
- 当患儿出现呼吸困难加重，应报告医生
- 若出现面色苍白、嘴唇发绀、三凹征等喉梗阻症状，应配合医生迅速实施气管切开及其他解除喉梗阻的紧急措施

用药护理
- 遵医嘱及时使用抗生素和糖皮质激素
- 必要时给予物理降温或遵医嘱给予退热药，用药后观察患儿呼吸、咳嗽、体温等变化情况
- 评估患儿出汗、进食和睡眠情况，多喂水，防止脱水

支持性护理
- 体贴关心患儿，护理时动作轻柔，态度和蔼，以消除其恐惧心理
- 与家属配合尽量减少患儿哭闹，以免加重缺氧

5. 健康教育

健康教育

- 告知家属此病的危险性，患儿出现犬吠样咳嗽、呼吸困难时，及时就医，以免延误病情
- 小儿感冒后不随意喂服镇咳、镇静药物，避免引起排痰困难，加重呼吸道阻塞
- 告知家属患儿的易感因素，预防措施，如增强小儿抵抗力，冬季应保持居室通风，避免去人多拥挤的地方
- 有过敏体质的患儿应注意避免过敏原
- 有慢性扁桃体炎、鼻炎等慢性上呼吸道炎症的患儿应积极治疗原发病，减少急性发作

四、慢性喉炎

慢性喉炎是指喉部的慢性非特异性炎症，临床上可分为慢性单纯性喉炎、肥厚性喉炎和萎缩性喉炎。

1. 临床表现

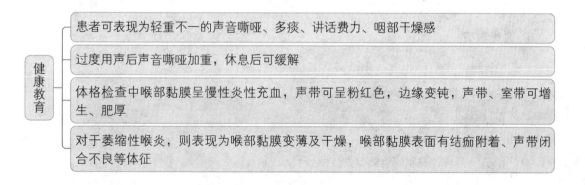

健康教育

- 患者可表现为轻重不一的声音嘶哑、多痰、讲话费力、咽部干燥感
- 过度用声后声音嘶哑加重，休息后可缓解
- 体格检查中喉部黏膜呈慢性炎性充血，声带可呈粉红色，边缘变钝，声带、室带可增生、肥厚
- 对于萎缩性喉炎，则表现为喉部黏膜变薄及干燥，喉部黏膜表面有结痂附着、声带闭合不良等体征

2. 护理评估

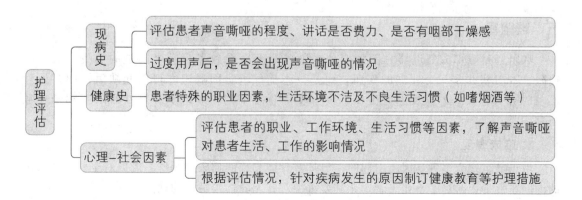

护理评估

- 现病史
  - 评估患者声音嘶哑的程度、讲话是否费力、是否有咽部干燥感
  - 过度用声后，是否会出现声音嘶哑的情况
- 健康史
  - 患者特殊的职业因素，生活环境不洁及不良生活习惯（如嗜烟酒等）
- 心理-社会因素
  - 评估患者的职业、工作环境、生活习惯等因素，了解声音嘶哑对患者生活、工作的影响情况
  - 根据评估情况，针对疾病发生的原因制订健康教育等护理措施

3. 护理诊断

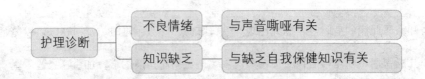

护理诊断 ─┬─ 不良情绪 ── 与声音嘶哑有关
　　　　　 └─ 知识缺乏 ── 与缺乏自我保健知识有关

4. 护理措施

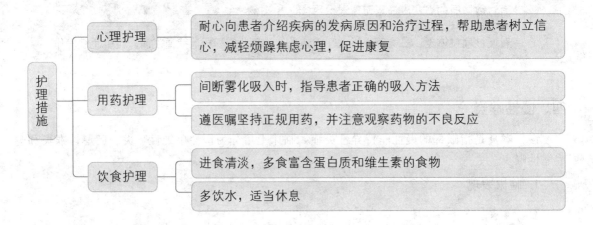

护理措施 ─┬─ 心理护理 ── 耐心向患者介绍疾病的发病原因和治疗过程，帮助患者树立信心，减轻烦躁焦虑心理，促进康复
　　　　　 ├─ 用药护理 ─┬─ 间断雾化吸入时，指导患者正确的吸入方法
　　　　　 │　　　　　　└─ 遵医嘱坚持正规用药，并注意观察药物的不良反应
　　　　　 └─ 饮食护理 ─┬─ 进食清淡，多食富含蛋白质和维生素的食物
　　　　　 　　　　　　　└─ 多饮水，适当休息

5. 健康教育

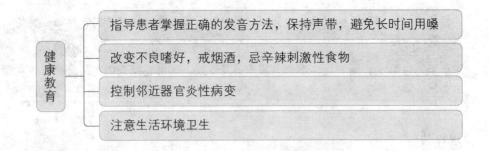

健康教育 ─┬─ 指导患者掌握正确的发音方法，保持声带，避免长时间用嗓
　　　　　 ├─ 改变不良嗜好，戒烟酒，忌辛辣刺激性食物
　　　　　 ├─ 控制邻近器官炎性病变
　　　　　 └─ 注意生活环境卫生

五、喉阻塞

喉阻塞是喉部或邻近器官的病变使喉部气道变窄导致发生呼吸困难的病变，又称喉梗阻。喉阻塞并非一个独立的疾病，而是一组症候群。因喉阻塞可引起缺氧，如果处理不及时可引起窒息，危及患者生命。由于发病急缓不同，喉阻塞分急性喉阻塞和慢性喉阻塞两类。

1. 临床表现

由于喉阻塞为多种病因所引起的一组具有共同表现的临床症候群，所以对于病史和病因的询问非常重要，对于小儿患者，尤其要重视对有无异物接触史的询问。

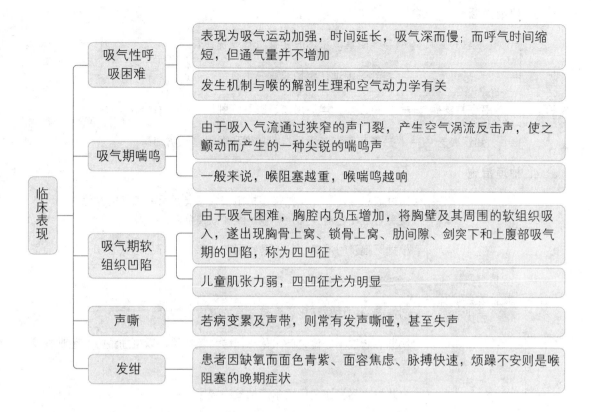

2. 护理评估

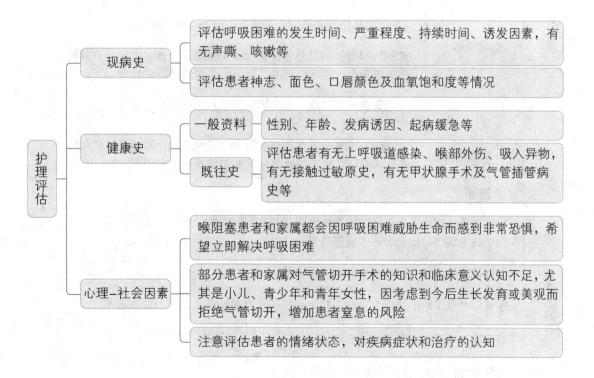

3. 护理诊断

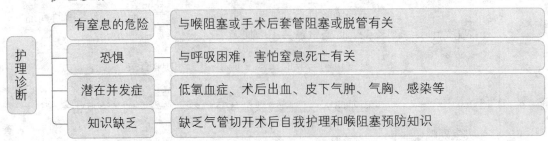

- 护理诊断
  - 有窒息的危险 —— 与喉阻塞或手术后套管阻塞或脱管有关
  - 恐惧 —— 与呼吸困难，害怕窒息死亡有关
  - 潜在并发症 —— 低氧血症、术后出血、皮下气肿、气胸、感染等
  - 知识缺乏 —— 缺乏气管切开术后自我护理和喉阻塞预防知识

4. 护理措施

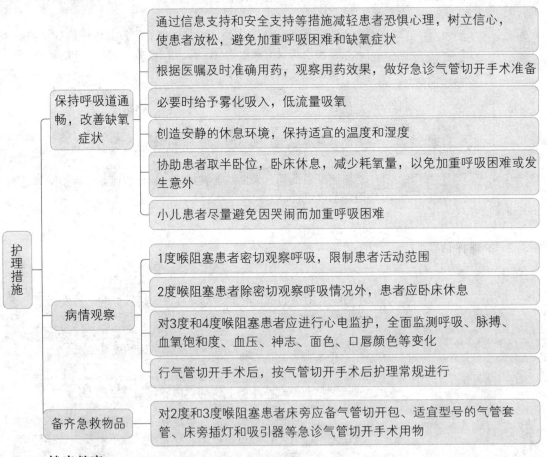

- 护理措施
  - 保持呼吸道通畅，改善缺氧症状
    - 通过信息支持和安全支持等措施减轻患者恐惧心理，树立信心，使患者放松，避免加重呼吸困难和缺氧症状
    - 根据医嘱及时准确用药，观察用药效果，做好急诊气管切开手术准备
    - 必要时给予雾化吸入，低流量吸氧
    - 创造安静的休息环境，保持适宜的温度和湿度
    - 协助患者取半卧位，卧床休息，减少耗氧量，以免加重呼吸困难或发生意外
    - 小儿患者尽量避免因哭闹而加重呼吸困难
  - 病情观察
    - 1度喉阻塞患者密切观察呼吸，限制患者活动范围
    - 2度喉阻塞患者除密切观察呼吸情况外，患者应卧床休息
    - 对3度和4度喉阻塞患者应进行心电监护，全面监测呼吸、脉搏、血氧饱和度、血压、神志、面色、口唇颜色等变化
    - 行气管切开手术后，按气管切开手术后护理常规进行
  - 备齐急救物品
    - 对2度和3度喉阻塞患者床旁应备气管切开包、适宜型号的气管套管、床旁插灯和吸引器等急诊气管切开手术用物

5. 健康教育

- 健康教育
  - 应通过各种途径向患者和家属宣传喉阻塞的原因、后果以及如何预防喉阻塞的发生，包括增强免疫力，防止上呼吸道感染等
  - 养成良好的进食习惯，进食时不大声谈笑
  - 家长应尽量不给小儿喂食豆类、花生、瓜子及果冻等食物，防止异物吸入
  - 有药物过敏史者应避免与过敏原接触
  - 避免喉外伤，若发生应及时到医院就诊治疗

六、声带小结和声带息肉

声带小结和声带息肉均是喉部慢性炎症性病变。声带小结又称歌唱者小结、教师小结，是慢性喉炎的一型，典型者由炎性组织的小块组成，在声带游离缘前、中段的交点，亦即声带膜部的中点。也有认为它是声带息肉的一型。声带息肉是喉部常见疾病，分为局限性声带息肉和弥漫性声带息肉。

1. 临床表现

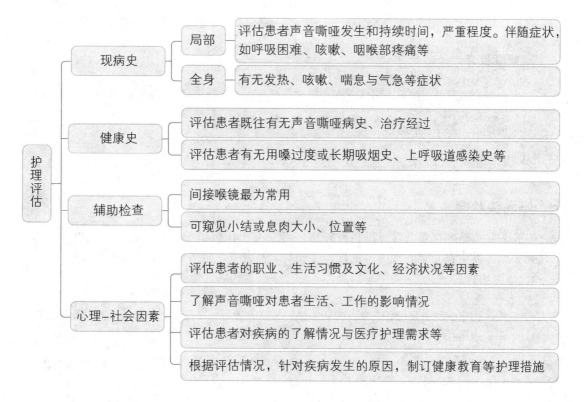

临床表现
- 单纯声带小结和息肉患者主要症状为声音嘶哑，其程度与病程、病变严重程度及部位相关
- 声带小结早期为声音稍"粗"或基本正常，但用嗓多时感声带疲劳、间歇性声音嘶哑并逐渐加重，发展为持续性声音嘶哑
- 声带息肉主要表现为长时间声音嘶哑，严重程度与息肉大小和部位有关
- 息肉大者声音嘶哑严重
- 发生于声带游离缘处者声音嘶哑明显
- 巨大息肉可引起失声
- 吸气性喉喘鸣及呼吸困难

2. 护理评估

护理评估
- 现病史
  - 局部：评估患者声音嘶哑发生和持续时间，严重程度。伴随症状，如呼吸困难、咳嗽、咽喉部疼痛等
  - 全身：有无发热、咳嗽、喘息与气急等症状
- 健康史
  - 评估患者既往有无声音嘶哑病史、治疗经过
  - 评估患者有无用嗓过度或长期吸烟史、上呼吸道感染史等
- 辅助检查
  - 间接喉镜最为常用
  - 可窥见小结或息肉大小、位置等
- 心理-社会因素
  - 评估患者的职业、生活习惯及文化、经济状况等因素
  - 了解声音嘶哑对患者生活、工作的影响情况
  - 评估患者对疾病的了解情况与医疗护理需求等
  - 根据评估情况，针对疾病发生的原因，制订健康教育等护理措施

3. 护理诊断

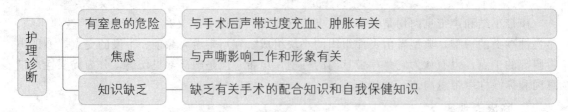

护理诊断	有窒息的危险	与手术后声带过度充血、肿胀有关
	焦虑	与声嘶影响工作和形象有关
	知识缺乏	缺乏有关手术的配合知识和自我保健知识

4. 护理措施

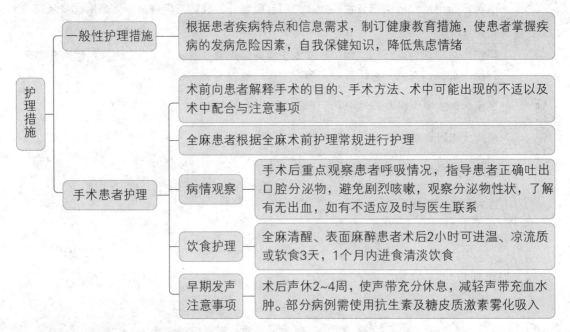

护理措施	一般性护理措施		根据患者疾病特点和信息需求，制订健康教育措施，使患者掌握疾病的发病危险因素，自我保健知识，降低焦虑情绪
	手术患者护理		术前向患者解释手术的目的、手术方法、术中可能出现的不适以及术中配合与注意事项
			全麻患者根据全麻术前护理常规进行护理
		病情观察	手术后重点观察患者呼吸情况，指导患者正确吐出口腔分泌物，避免剧烈咳嗽，观察分泌物性状，了解有无出血，如有不适应及时与医生联系
		饮食护理	全麻清醒、表面麻醉患者术后2小时可进温、凉流质或软食3天，1个月内进食清淡饮食
		早期发声注意事项	术后声休2~4周，使声带充分休息，减轻声带充血水肿。部分病例需使用抗生素及糖皮质激素雾化吸入

5. 健康教育

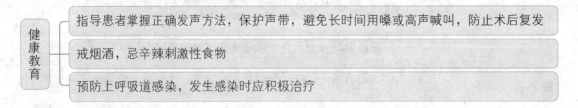

健康教育	指导患者掌握正确发声方法，保护声带，避免长时间用嗓或高声喊叫，防止术后复发
	戒烟酒，忌辛辣刺激性食物
	预防上呼吸道感染，发生感染时应积极治疗

七、喉乳头状瘤

喉乳头状瘤是喉部最为常见的良性肿瘤，可发生于任何年龄，甚至新生儿，以 10 岁以下儿童多见。发生在儿童者常为多发性，生长快，易复发。成人喉乳头状瘤有恶变倾向。

1. 临床表现

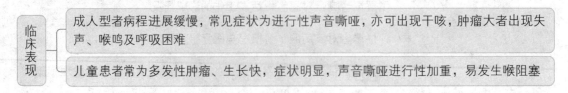

| 临床表现 | 成人型者病程进展缓慢，常见症状为进行性声音嘶哑，亦可出现干咳，肿瘤大者出现失声、喉鸣及呼吸困难 |
| | 儿童患者常为多发性肿瘤、生长快，症状明显，声音嘶哑进行性加重，易发生喉阻塞 |

2. 护理评估

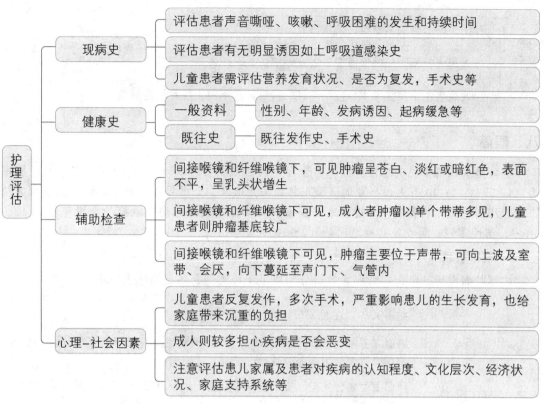

护理评估

- **现病史**
  - 评估患者声音嘶哑、咳嗽、呼吸困难的发生和持续时间
  - 评估患者有无明显诱因如上呼吸道感染史
  - 儿童患者需评估营养发育状况、是否为复发，手术史等

- **健康史**
  - 一般资料 —— 性别、年龄、发病诱因、起病缓急等
  - 既往史 —— 既往发作史、手术史

- **辅助检查**
  - 间接喉镜和纤维喉镜下，可见肿瘤呈苍白、淡红或暗红色，表面不平，呈乳头状增生
  - 间接喉镜和纤维喉镜下可见，成人者肿瘤以单个带蒂多见，儿童患者则肿瘤基底较广
  - 间接喉镜和纤维喉镜下可见，肿瘤主要位于声带，可向上波及室带、会厌，向下蔓延至声门下、气管内

- **心理-社会因素**
  - 儿童患者反复发作，多次手术，严重影响患儿的生长发育，也给家庭带来沉重的负担
  - 成人则较多担心疾病是否会恶变
  - 注意评估患儿家属及患者对疾病的认知程度、文化层次、经济状况、家庭支持系统等

3. 护理诊断

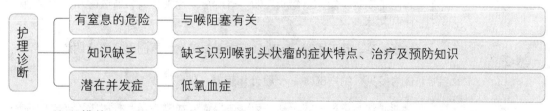

护理诊断

- 有窒息的危险 —— 与喉阻塞有关
- 知识缺乏 —— 缺乏识别喉乳头状瘤的症状特点、治疗及预防知识
- 潜在并发症 —— 低氧血症

4. 护理措施

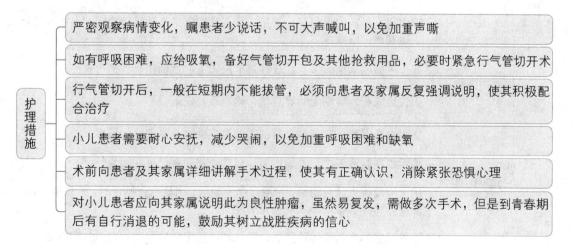

护理措施

- 严密观察病情变化，嘱患者少说话，不可大声喊叫，以免加重声嘶
- 如有呼吸困难，应给吸氧，备好气管切开包及其他抢救用品，必要时紧急行气管切开术
- 行气管切开后，一般在短期内不能拔管，必须向患者及家属反复强调说明，使其积极配合治疗
- 小儿患者需要耐心安抚，减少哭闹，以免加重呼吸困难和缺氧
- 术前向患者及其家属详细讲解手术过程，使其有正确认识，消除紧张恐惧心理
- 对小儿患者应向其家属说明此为良性肿瘤，虽然易复发，需做多次手术，但是到青春期后有自行消退的可能，鼓励其树立战胜疾病的信心

5. 健康教育

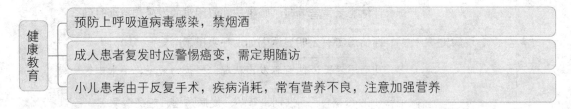

健康教育
- 预防上呼吸道病毒感染，禁烟酒
- 成人患者复发时应警惕癌变，需定期随访
- 小儿患者由于反复手术，疾病消耗，常有营养不良，注意加强营养

八、喉癌

喉癌是头颈部常见的恶性肿瘤，占全身恶性肿瘤的 1%～5%，我国部分省市的发病率为 (1.5～3.4)/10 万人，高发地区是东北和华北地区。全世界喉癌发生率最高的国家为西班牙、法国、意大利和波兰。近年来喉癌发病有明显增长的趋势。喉癌的高发年龄为 40～60 岁，男性多发，男女发病率之比是 (7～10)：1。

1. 临床表现

根据肿瘤发生的部位，喉癌大致可分为以下 4 种类型，各型临床表现不一。

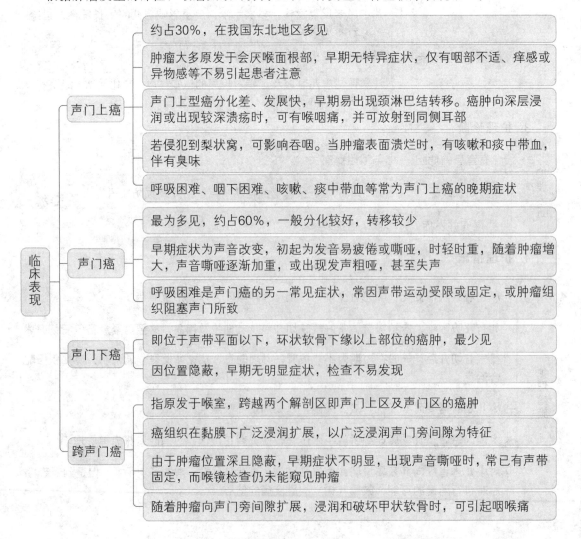

临床表现
- 声门上癌
  - 约占30%，在我国东北地区多见
  - 肿瘤大多原发于会厌喉面根部，早期无特异症状，仅有咽部不适、痒感或异物感等不易引起患者注意
  - 声门上型癌分化差、发展快，早期易出现颈淋巴结转移。癌肿向深层浸润或出现较深溃疡时，可有喉咽痛，并可放射到同侧耳部
  - 若侵犯到梨状窝，可影响吞咽。当肿瘤表面溃烂时，有咳嗽和痰中带血，伴有臭味
  - 呼吸困难、咽下困难、咳嗽、痰中带血等常为声门上癌的晚期症状
- 声门癌
  - 最为多见，约占60%，一般分化较好，转移较少
  - 早期症状为声音改变，初起为发音易疲倦或嘶哑，时轻时重，随着肿瘤增大，声音嘶哑逐渐加重，或出现发声粗哑，甚至失声
  - 呼吸困难是声门癌的另一常见症状，常因声带运动受限或固定，或肿瘤组织阻塞声门所致
- 声门下癌
  - 即位于声带平面以下，环状软骨下缘以上部位的癌肿，最少见
  - 因位置隐蔽，早期无明显症状，检查不易发现
- 跨声门癌
  - 指原发于喉室，跨越两个解剖区即声门上区及声门区的癌肿
  - 癌组织在黏膜下广泛浸润扩展，以广泛浸润声门旁间隙为特征
  - 由于肿瘤位置深且隐蔽，早期症状不明显，出现声音嘶哑时，常已有声带固定，而喉镜检查仍未能窥见肿瘤
  - 随着肿瘤向声门旁间隙扩展，浸润和破坏甲状软骨时，可引起咽喉痛

2. 护理评估

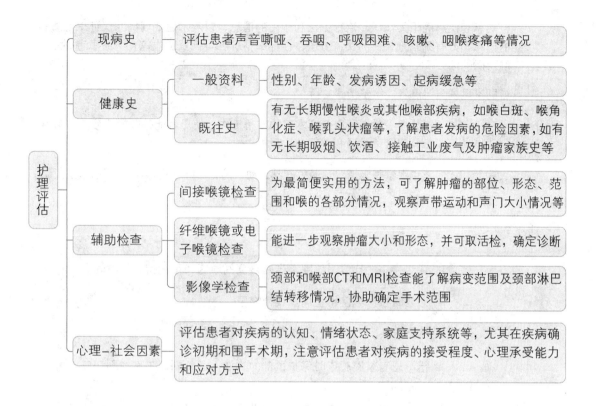

- 护理评估
  - 现病史 —— 评估患者声音嘶哑、吞咽、呼吸困难、咳嗽、咽喉疼痛等情况
  - 健康史
    - 一般资料 —— 性别、年龄、发病诱因、起病缓急等
    - 既往史 —— 有无长期慢性喉炎或其他喉部疾病，如喉白斑、喉角化症、喉乳头状瘤等，了解患者发病的危险因素，如有无长期吸烟、饮酒、接触工业废气及肿瘤家族史等
  - 辅助检查
    - 间接喉镜检查 —— 为最简便实用的方法，可了解肿瘤的部位、形态、范围和喉的各部分情况，观察声带运动和声门大小情况等
    - 纤维喉镜或电子喉镜检查 —— 能进一步观察肿瘤大小和形态，并可取活检，确定诊断
    - 影像学检查 —— 颈部和喉部CT和MRI检查能了解病变范围及颈部淋巴结转移情况，协助确定手术范围
  - 心理-社会因素 —— 评估患者对疾病的认知、情绪状态、家庭支持系统等，尤其在疾病确诊初期和围手术期，注意评估患者对疾病的接受程度、心理承受能力和应对方式

3. 护理诊断

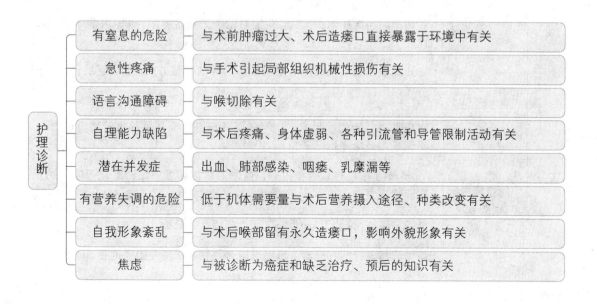

- 护理诊断
  - 有窒息的危险 —— 与术前肿瘤过大、术后造瘘口直接暴露于环境中有关
  - 急性疼痛 —— 与手术引起局部组织机械性损伤有关
  - 语言沟通障碍 —— 与喉切除有关
  - 自理能力缺陷 —— 与术后疼痛、身体虚弱、各种引流管和导管限制活动有关
  - 潜在并发症 —— 出血、肺部感染、咽瘘、乳糜漏等
  - 有营养失调的危险 —— 低于机体需要量与术后营养摄入途径、种类改变有关
  - 自我形象紊乱 —— 与术后喉部留有永久造瘘口，影响外貌形象有关
  - 焦虑 —— 与被诊断为癌症和缺乏治疗、预后的知识有关

4. 护理措施

（1）术前护理

术前护理
- 术前护理 — 告知患者疾病的相关知识、治疗方法和预后的信息，以及术后如何树立保证生活质量的信息、如有哪些可替代的交流方法、在什么情况下可恢复工作等，帮助患者树立战胜疾病的信心
- 鼓励家属多陪伴患者，给予情感支持
- 术前指导 — 指导患者掌握所有全麻术前的准备工作，使患者能够做好充分的术前准备，配合手术顺利进行
- 预防窒息 — 注意观察呼吸情况；避免剧烈运动；防止上呼吸道感染；限制活动范围；必要时床旁准备气管切开包

（2）术后护理

术后护理
- 疼痛的护理
  - 评估疼痛的部位、程度，告知疼痛的原因和可能持续的时间
  - 必要时按医嘱使用止痛药或镇痛泵
  - 抬高床头30°~45°，减轻颈部切口张力
  - 指导患者掌握起床时保护颈部的方法，避免剧烈咳嗽加剧切口疼痛
- 语言交流障碍护理
  - 评估患者读写能力，术前指导患者掌握简单的手语，以便术后与医护人员进行沟通，表达个体需要
  - 术后也可使用写字板、笔或纸，对于不能读写的患者可应用图片进行交流
  - 鼓励患者与医护人员交流，交流时给予患者足够的时间，并表示耐心和理解
  - 告知患者术后一段时期后便可以学习其他发音方式，如食管发音、电子喉等
- 防止呼吸道阻塞
  - 向患者讲解新的呼吸方式，气体不从鼻进出而从颈部气管造口进出，不可遮盖或堵塞颈部造口
  - 观察患者呼吸的节律和频率，监测血氧饱和度；定时湿化吸痰，防止痰液阻塞气道
  - 室内湿度保持在55%~65%，防止气道干燥结痂
  - 鼓励患者深呼吸和咳嗽，排出气道分泌物，保持呼吸道通畅，防止肺部感染

		注意观察患者的血压、心率变化，切口加压包扎，吸痰动作应轻柔
	防止切口出血	仔细观察出血量，包括敷料渗透情况、痰液性状、口鼻有无血性分泌物、负压引流量及颜色
		如有大量出血，应立即让患者平卧，应用吸引器吸出血液，防止误吸，同时建立静脉通路，尽快通知医生，根据医嘱使用止血药或重新手术止血，必要时准备输血
	预防感染和咽瘘	注意观察体温变化，换药或吸痰时注意无菌操作，每日消毒气管套管
		气管纱布垫潮湿或受污染后应及时更换，负压引流管保持通畅有效
		防止无效腔死腔形成，做好口腔护理，增加营养摄入，提高自身免疫力
		1周内不做吞咽动作，嘱患者有口水及时吐出，根据医嘱全身使用抗生素
术后护理	防止营养摄入不足	保证鼻饲量，鼓励少量多餐
		注意鼻饲饮食中各种营养的供给，包括能量、蛋白质、维生素、纤维素等
		患者鼻饲饮食发生不适时，如腹胀、腹泻、打嗝等，及时处理
		做好鼻饲管护理，防止堵塞、脱出
	帮助患者适应自己的形象改变	鼓励患者倾诉自己的感受；避免流露出嫌弃、厌恶或不耐烦
		鼓励患者照镜子观察自己的造口
		调动家庭支持系统帮助患者接受形象改变，主动参与社会交往
		还可教会患者制作围巾、镂空饰品等遮盖造瘘口，保持自我形象整洁
	自理缺陷的护理	术后一段时间患者自理缺陷，应做好各项基础护理，保持患者身体清洁舒适，满足其基本需要
		以后根据患者病情和切口愈合情况，协助其逐渐增加活动量，恢复自理能力

（3）放射治疗患者的护理

	告知患者放疗可能出现的不良反应，如皮肤损害、黏膜损害等及应对方法，放疗后局部皮肤可能有发黑、红肿、糜烂，注意用温水轻轻清洁，禁用肥皂、沐浴露等擦拭皮肤，然后涂以抗生素油膏
放射治疗患者的护理	鼓励患者树立信心，坚持完成疗程
	注意观察呼吸，因放疗会引起喉部黏膜充血肿胀，使气道变窄，如患者出现呼吸困难，可先行气管切开，再行放疗

（4）出院指导

出院指导
- 清洗、消毒和更换气管内套管或全喉套管的方法
- 外出或沐浴时保护造瘘口，外出时可用有系带的清洁纱布垫系在颈部，遮住气管造口入口，防止异物吸入。盆浴时水不可超过气管套管，淋浴时注意勿使水流入气管套管
- 清洁、消毒造瘘口
  - 每日观察造瘘口是否有痰液或痰痂附着，可用湿润棉签清洁
  - 必要时用酒精棉球消毒造瘘口周围皮肤
- 根据患者具体情况向气道内滴入湿化液，以稀释痰液，防止痰液干燥结痂
- 多饮水，室内干燥时注意对室内空气进行加湿
- 如果气道内有痂皮形成，应去医院，切勿自行清理，以免坠入气管内
- 不到人群密集处，防止上呼吸道感染
- 可适当锻炼身体，增强抵抗力，但不可进行水上运动
- 掌握自我检查颈部淋巴结的方法
- 进行恢复头颈、肩功能的锻炼
- 定期随访，1个月内每2周一次，3个月内每月一次，1年内每3个月一次，1年后每6个月一次
- 如发现造瘘口出血、呼吸困难、造瘘口有新生物或颈部扪及肿块，应及时就诊
- 向患者提供有关发音康复训练、参与社会活动组织，如喉癌俱乐部等的建议和信息

（5）发音康复。喉全切除术后，有3种不同的方法可以帮助患者重建发音功能。

发音康复
- 食管发音
  - 最为经济、简便的方法，其基本原理经过训练后，患者把吞咽进入食管的空气从食管冲出，产生声音，再经咽腔和口腔动作调节，构成语言
  - 缺点是需要经过刻苦练习，不易掌握，且发音断续，不能讲长句子
- 电子喉发音
  - 喉全切除患者常用的交流方式
  - 具体方法是讲话时将其置于患者颏部或颈部，利用音频振荡器产生声音，即可发出声音，但声音欠自然
- 食管气管造瘘术
  - 通过外科手术在气管后壁与食管前壁之间造瘘，插入发音钮（单向阀），发音机制为当患者吸气后，堵住气管造口
  - 使呼出的气体通过单向阀进入食管上端和下咽部，产生振动而发音，患者配合口腔、舌、牙齿、嘴唇的动作形成语言
  - 常用的发音钮包括Blom-Singer发音假体、Provox发音钮等，国内此类手术尚未见普遍开展

5. 健康教育

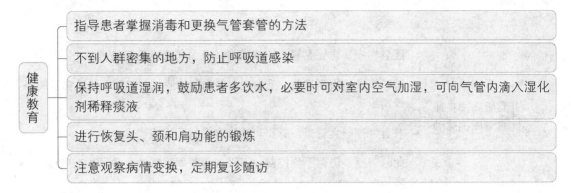

健康教育
- 指导患者掌握消毒和更换气管套管的方法
- 不到人群密集的地方，防止呼吸道感染
- 保持呼吸道湿润，鼓励患者多饮水，必要时可对室内空气加湿，可向气管内滴入湿化剂稀释痰液
- 进行恢复头、颈和肩功能的锻炼
- 注意观察病情变换，定期复诊随访

第五节　气管食管异物患者的护理

一、食管异物

食管异物是耳鼻喉科常见的急诊，如果处理不当，可引起严重并发症，甚至威胁生命。异物嵌顿于食管的狭窄处，以第一狭窄为多见。常见的异物种类有鸡骨、鸭骨、鱼刺、肉块、枣核、义齿、硬币等。可发生在任何年龄，以老年人居多，幼儿次之。

1. 临床表现

（1）症状及体征

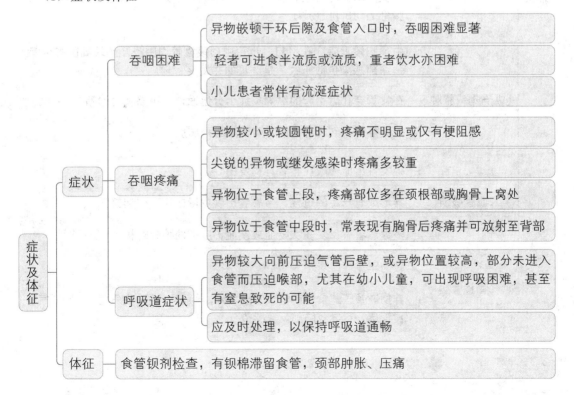

症状及体征
- 症状
  - 吞咽困难
    - 异物嵌顿于环后隙及食管入口时，吞咽困难显著
    - 轻者可进食半流质或流质，重者饮水亦困难
    - 小儿患者常伴有流涎症状
  - 吞咽疼痛
    - 异物较小或较圆钝时，疼痛不明显或仅有梗阻感
    - 尖锐的异物或继发感染时疼痛多较重
    - 异物位于食管上段，疼痛部位多在颈根部或胸骨上窝处
    - 异物位于食管中段时，常表现有胸骨后疼痛并可放射至背部
  - 呼吸道症状
    - 异物较大向前压迫气管后壁，或异物位置较高，部分未进入食管而压迫喉部，尤其在幼小儿童，可出现呼吸困难，甚至有窒息致死的可能
    - 应及时处理，以保持呼吸道通畅
- 体征
  - 食管钡剂检查，有钡棉滞留食管，颈部肿胀、压痛

（2）并发症

```
                              ┌─ 因异物损伤食管黏膜，造成糜烂、充血和溃疡而感染
                              │
                  食管周围炎或   ├─ 若感染未能得到控制，炎症向食管周围筋膜间隙扩散，导致食管周围
                  食管周围脓肿   │   蜂窝织炎
                              │
                              ├─ 若异物穿破食管壁，感染可直接在食管周围组织发生
                              │
                              └─ 此时若感染仍得不到控制，可形成食管周围脓肿，多发生在病程1周
                                  之后

                              ┌─ 颈段穿孔 ── 颈活动时疼痛，且常伴有胸锁乳突肌的压痛、痉挛、颈
                              │              皮下气肿
                  食管穿孔     ├─ 胸段穿孔 ── 胸前区、肩胛区及剑突下疼痛，吞咽及深呼吸时加重，
                              │              胸部听诊可闻及捻发音即Hamman征
                              └─ 腹段穿孔 ── 剑突下疼痛、肌紧张、痉挛及反跳痛

                              ┌─ 颈部皮下气肿可致颈部变粗，触摸皮肤有捻发感
                              │
       并                     ├─ 积气较多时可出现胸闷不适、呼吸困难、胸骨后疼痛并向两肩和上肢
       发     颈部皮下气肿      │   放射
       症     或纵隔气肿       │
                              └─ 症状不明显时可不必治疗，1~2周自行吸收，积气较多可穿刺排气或
                                  胸骨上切口排气减压

                              ┌─ 由颈胸段食管穿孔引起，也可由颈段食管周围炎及颈段周围脓肿等
                              │   颈深部感染扩散所致，是严重的并发症
                  纵隔炎或脓肿   ├─ 在食管穿孔后引起的纵隔炎症十分迅速，且不易及时诊断
                              │
                              └─ 若炎症得不到及时控制，可形成纵隔脓肿

                              ┌─ 继发性出血一般在食管异物发生1~2周
                              │
                  大血管破溃    ├─ 其形成有一定的过程，当患者出现少量血痰应引起警惕
                              │
                              └─ 多数患者有反复多次呕血或便血，应抓住抢救时机

                              ┌─ 较为罕见
                  气管食管瘘    │
                              └─ 异物嵌顿压迫食管前壁致管壁坏死，再累及气管、支气管时，形成气管
                                  食管瘘，可导致肺部反复感染
```

2. 护理评估

护理评估
- 现病史
  - 详细询问患者日常生活习惯，如进食习惯，进食速度、食物的软硬度，有无进食时饮酒、讲话的习惯等
  - 老人是否安置义齿，儿童有无口含物品玩耍的习惯，成人有无口含物品作业的习惯
  - 询问患者或家属有无直接或间接误吞或自服异物史，仔细询问发病经过、有无自行处理或就诊等
  - 评估患者有无吞咽困难、咽喉及胸背部疼痛、咯血、呕血、呼吸困难、气紧等
  - 大小便、睡眠是否正常，有无畏寒、高热、乏力、脉细速等
  - 询问患者及家属最近一次进食、进饮的时间，观察皮肤、黏膜情况，评估有无脱水、营养不良的症状
- 健康史
  - 一般资料——性别、年龄、发病诱因、起病缓急、病程发展过程等
  - 既往史——既往是否罹患高血压、心脏病、糖尿病，尤其是食管本身的病变，如食管狭窄、食管肿瘤等，有无药物、食物过敏史；有无精神疾病、吸毒、自杀病史等
- 辅助检查
  - 间接喉镜检查——异物位于食管上段，尤其有吞咽困难者，可见梨状窝有积液
  - 影像学检查
    - X线可显影的异物，可摄颈、胸正侧位X线片定位，了解异物的形状和大小
    - 不显影的异物，应行食管钡剂检查，骨刺类需吞服少许钡棉，以确定异物是否存在及所在部位
  - 食管镜检查——对少数异物史明确并有吞咽困难或吞咽疼痛等症状，但X线检查不能确诊，药物治疗症状改善不明显者，应考虑行食管镜检查，发现异物应及时取出
- 心理－社会因素——评估患者和家属对疾病及治疗方案的了解和接受程度，是否存在紧张、恐惧等心理问题。评估患者的年龄、饮食习惯，有无特殊的饮食喜好或禁忌

3. 护理诊断

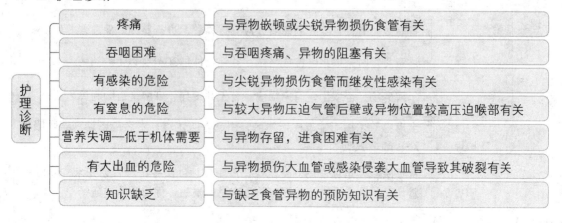

护理诊断
- 疼痛——与异物嵌顿或尖锐异物损伤食管有关
- 吞咽困难——与吞咽疼痛、异物的阻塞有关
- 有感染的危险——与尖锐异物损伤食管而继发性感染有关
- 有窒息的危险——与较大异物压迫气管后壁或异物位置较高压迫喉部有关
- 营养失调—低于机体需要——与异物存留，进食困难有关
- 有大出血的危险——与异物损伤大血管或感染侵袭大血管导致其破裂有关
- 知识缺乏——与缺乏食管异物的预防知识有关

4. 护理措施

（1）术前护理

术前护理

立即做好术前准备
- 告知患者在异物未取出前，应禁饮、禁食，防止吞咽时异物损伤食管或食物存留在异物的上方食管内，引起感染或感染加重
- 协助完成术前检查：如心电图、X线或CT检查、血常规、出凝血时间等
- 与患者及家属沟通，签署手术同意书，通知手术室做好手术准备
- 遵医嘱建立静脉通道，补充营养，维持水、电解质平衡，必要时使用抗生素等药物

病情观察
- 观察患者生命体征，监测生命体征变化，酌情心电监护
- 关注患者的主诉及临床表现，警惕各种并发症的发生
- 如患者出现高热、呼吸困难、全身中毒症状显著、咽喉或胸背部疼痛加重、吐出的分泌物中带有鲜红色血丝或少量鲜红色血液、呕血或便血等症状，提示有并发症的发生，应立即报告医生，采取积极处理措施
- 合并有并发症不能进食者，需遵医嘱安置胃管，按鼻饲管的护理常规进行护理

心理护理
- 患者因疼痛不适而紧张、恐惧，求治心切
- 应注意评估患者及家属的情绪及心理状态，讲解手术及治疗过程，手术治疗的要求及注意事项，安慰患者及家属，减轻或消除其紧张、恐惧等心理，争取积极配合治疗

（2）术后护理

术后护理

休息与活动
- 全麻术后，麻醉未清醒前，平卧头偏向一侧，防止误吸分泌物
- 全麻清醒或血压平稳后取高坡卧位，以利呼吸，以后酌情逐步恢复活动

饮食护理
- 异物取出后，无食管黏膜损伤，全麻术后6小时可进流质或半流质饮食，温度适宜，不可过烫，然后逐步过渡到普食
- 术中发现有食管黏膜损伤，应禁食1~2天，根据医嘱给予静脉补液及全身支持治疗
- 已有或疑有食管穿孔的患者，应安置胃管，进行鼻饲，保证营养的供给
- 注意鼻饲时采取半卧位或坐位，并保持体位30分钟以上

病情观察及护理
- 了解异物是否取出，有无损伤、有无并发症、麻醉是否顺利等
- 全麻插管术后可能发生喉水肿，引起呼吸困难，术后应密切观察呼吸型态，酌情吸氧
- 根据医嘱使用糖皮质激素治疗，严重者协助医生行气管切开术，并按气管切开护理常规进行护理，防止窒息的发生，保持呼吸道通畅

術後護理

用药护理

食管异物引起的感染常常是需氧菌和厌氧菌的混合感染，需要广谱抗生素和抗厌氧菌抗生素联合使用

由于病程长，病情多变，治疗过程中往往会更换药物。因此，在使用过程中要了解用药的目的

并发症的观察及护理

酌情心电监护，密切监测心率和心律的变化，持续监测血压，必要时需监测中心静脉压和血氧饱和度。观察患者的意识、神志变化

观察患者口中分泌物和大便的颜色、性质及量，观察肢体温度和湿度，皮肤与甲床色泽，以便观察有无出血征兆，以及出血量

观察患者疼痛的部位、性质和持续时间，如有异常应及时通知医生

保持呼吸通畅，监测体温变化，以观察、判断治疗效果。保持各种引流管固定、通畅，并观察引流液的性质及量。必要时记录24小时出入量

嘱患者绝对卧床休息，颈部制动。建立多路静脉通道，配血、输血

随时监测电解质变化，患者有不明原因的腹胀和肌无力要警惕低钾血症，结合检查结果及时补钾。以及全身基础疾病的护理

合并糖尿病者、高血压者，应加强血糖、血压的监测，以维持正常水平

5. 健康教育

健康教育

指导患者加强自我保护

告知患者有关预防食管异物的方法，以防误咽

误咽异物后，切忌强行吞咽食物，如吞咽饭菜、馒头等，以免加重损伤，出现并发症，同时也增加手术难度，应及时就诊

全麻或昏迷患者，如有义齿，应及时取出

老年人或安装有义齿者，应及时修复松动或损坏的义齿，以免在睡眠、醉酒或进食黏性大的食物时义齿脱落而误咽

教育幼儿改掉口中含物的习惯

异物进入胃肠的指导

一般情况下异物进入胃肠道后，98%可自然排出，2%可造成不良后果

异物一旦进入胃肠道，可不改变饮食习惯，禁用泻药，待其自然排出

应严密观察患者体征，每日检查大便

较大异物无法通过幽门者，应用胃镜检查或胃切开术取出

对不透光的金属异物，应当进行X线透视或摄片检查，检查的范围包括从颅底到耻骨的全部结构

如异物在某部停留，历时数日不再移动，腹部出现疼痛或压痛，则有发生肠穿孔的危险，应立即施行剖腹术取异物

二、气管、支气管异物

气管、支气管异物包括内源性及外源性两类。前者为呼吸道内的假膜、干痂、血凝块、干酪样物等，后者为外界物质误入气管、支气管。一般所指的气管、支气管异物属外源性异物，多发生于 5 岁以下儿童，3 岁以下最多；老年人咽反射迟钝，也易产生误吸；偶见于成人。

1. 临床表现

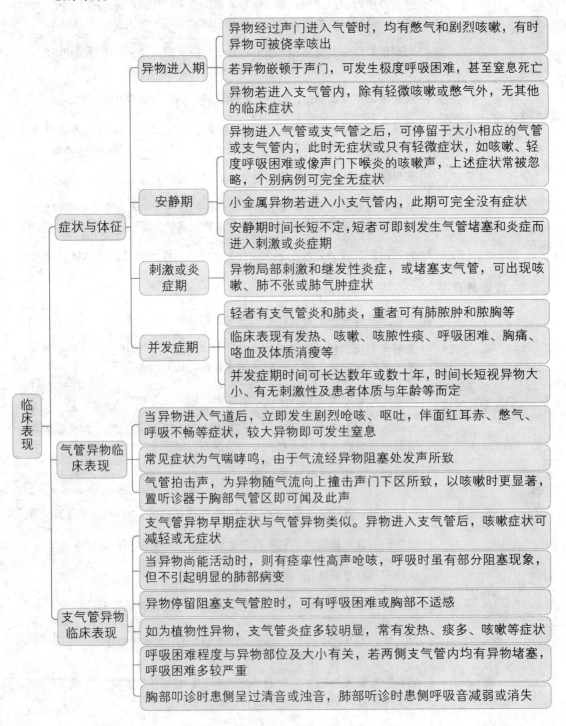

临床表现

症状与体征

异物进入期
- 异物经过声门进入气管时，均有憋气和剧烈咳嗽，有时异物可被侥幸咳出
- 若异物嵌顿于声门，可发生极度呼吸困难，甚至窒息死亡
- 异物若进入支气管内，除有轻微咳嗽或憋气外，无其他的临床症状

安静期
- 异物进入气管或支气管之后，可停留于大小相应的气管或支气管内，此时无症状或只有轻微症状，如咳嗽、轻度呼吸困难或像声门下喉炎的咳嗽声，上述症状常被忽略，个别病例可完全无症状
- 小金属异物若进入小支气管内，此期可完全没有症状
- 安静期时间长短不定，短者可即刻发生气管堵塞和炎症而进入刺激或炎症期

刺激或炎症期
- 异物局部刺激和继发性炎症，或堵塞支气管，可出现咳嗽、肺不张或肺气肿症状

并发症期
- 轻者有支气管炎和肺炎，重者可有肺脓肿和脓胸等
- 临床表现有发热、咳嗽、咳脓性痰、呼吸困难、胸痛、咯血及体质消瘦等
- 并发症期时间可长达数年或数十年，时间长短视异物大小、有无刺激性及患者体质与年龄等而定

气管异物临床表现
- 当异物进入气道后，立即发生剧烈呛咳、呕吐，伴面红耳赤、憋气、呼吸不畅等症状，较大异物即可发生窒息
- 常见症状为气喘哮鸣，由于气流经异物阻塞处发声所致
- 气管拍击声，为异物随气流向上撞击声门下区所致，以咳嗽时更显著，置听诊器于胸部气管区即可闻及此声

支气管异物临床表现
- 支气管异物早期症状与气管异物类似。异物进入支气管后，咳嗽症状可减轻或无症状
- 当异物尚能活动时，则有痉挛性高声呛咳，呼吸时虽有部分阻塞现象，但不引起明显的肺部病变
- 异物停留阻塞支气管腔时，可有呼吸困难或胸部不适感
- 如为植物性异物，支气管炎症多较明显，常有发热、痰多、咳嗽等症状
- 呼吸困难程度与异物部位及大小有关，若两侧支气管内均有异物堵塞，呼吸困难多较严重
- 胸部叩诊时患侧呈过清音或浊音，肺部听诊时患侧呼吸音减弱或消失

2. 护理评估

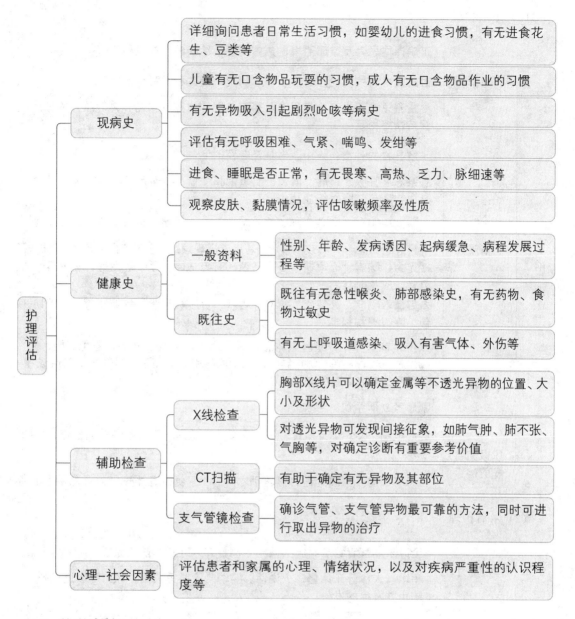

护理评估

- **现病史**
  - 详细询问患者日常生活习惯，如婴幼儿的进食习惯，有无进食花生、豆类等
  - 儿童有无口含物品玩耍的习惯，成人有无口含物品作业的习惯
  - 有无异物吸入引起剧烈呛咳等病史
  - 评估有无呼吸困难、气紧、喘鸣、发绀等
  - 进食、睡眠是否正常，有无畏寒、高热、乏力、脉细速等
  - 观察皮肤、黏膜情况，评估咳嗽频率及性质

- **健康史**
  - **一般资料**
    - 性别、年龄、发病诱因、起病缓急、病程发展过程等
  - **既往史**
    - 既往有无急性喉炎、肺部感染史，有无药物、食物过敏史
    - 有无上呼吸道感染、吸入有害气体、外伤等

- **辅助检查**
  - **X线检查**
    - 胸部X线片可以确定金属等不透光异物的位置、大小及形状
    - 对透光异物可发现间接征象，如肺气肿、肺不张、气胸等，对确定诊断有重要参考价值
  - **CT扫描**
    - 有助于确定有无异物及其部位
  - **支气管镜检查**
    - 确诊气管、支气管异物最可靠的方法，同时可进行取出异物的治疗

- **心理-社会因素**
  - 评估患者和家属的心理、情绪状况，以及对疾病严重性的认识程度等

3. 护理诊断

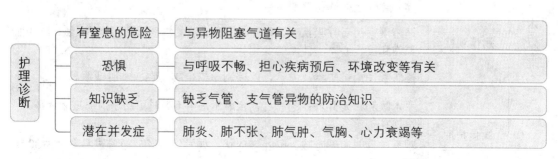

护理诊断

- **有窒息的危险** — 与异物阻塞气道有关
- **恐惧** — 与呼吸不畅、担心疾病预后、环境改变等有关
- **知识缺乏** — 缺乏气管、支气管异物的防治知识
- **潜在并发症** — 肺炎、肺不张、肺气肿、气胸、心力衰竭等

4. 护理措施

（1）术前护理

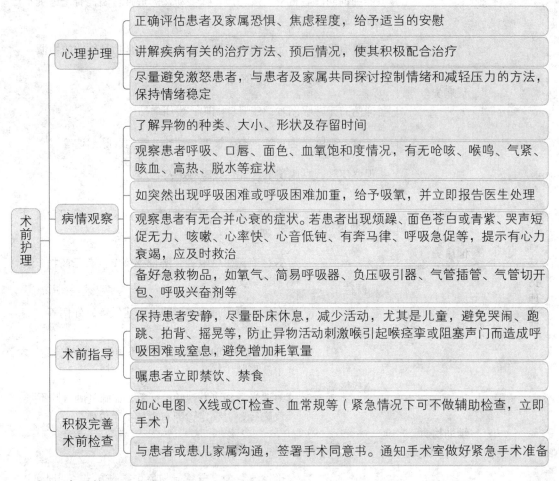

术前护理

心理护理
- 正确评估患者及家属恐惧、焦虑程度，给予适当的安慰
- 讲解疾病有关的治疗方法、预后情况，使其积极配合治疗
- 尽量避免激怒患者，与患者及家属共同探讨控制情绪和减轻压力的方法，保持情绪稳定

病情观察
- 了解异物的种类、大小、形状及存留时间
- 观察患者呼吸、口唇、面色、血氧饱和度情况，有无呛咳、喉鸣、气紧、咳血、高热、脱水等症状
- 如突然出现呼吸困难或呼吸困难加重，给予吸氧，并立即报告医生处理
- 观察患者有无合并心衰的症状。若患者出现烦躁、面色苍白或青紫、哭声短促无力、咳嗽、心率快、心音低钝、有奔马律、呼吸急促等，提示有心力衰竭，应及时救治
- 备好急救物品，如氧气、简易呼吸器、负压吸引器、气管插管、气管切开包、呼吸兴奋剂等

术前指导
- 保持患者安静，尽量卧床休息，减少活动，尤其是儿童，避免哭闹、跑跳、拍背、摇晃等，防止异物活动刺激喉引起喉痉挛或阻塞声门而造成呼吸困难或窒息，避免增加耗氧量
- 嘱患者立即禁饮、禁食

积极完善术前检查
- 如心电图、X线或CT检查、血常规等（紧急情况下可不做辅助检查，立即手术）
- 与患者或患儿家属沟通，签署手术同意书。通知手术室做好紧急手术准备

（2）术后护理

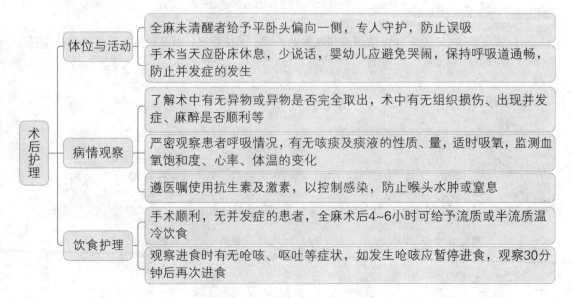

术后护理

体位与活动
- 全麻未清醒者给予平卧头偏向一侧，专人守护，防止误吸
- 手术当天应卧床休息，少说话，婴幼儿应避免哭闹，保持呼吸道通畅，防止并发症的发生

病情观察
- 了解术中有无异物或异物是否完全取出，术中有无组织损伤、出现并发症、麻醉是否顺利等
- 严密观察患者呼吸情况，有无咳痰及痰液的性质、量，适时吸氧，监测血氧饱和度、心率、体温的变化
- 遵医嘱使用抗生素及激素，以控制感染，防止喉头水肿或窒息

饮食护理
- 手术顺利，无并发症的患者，全麻术后4~6小时可给予流质或半流质温冷饮食
- 观察进食时有无呛咳、呕吐等症状，如发生呛咳应暂停进食，观察30分钟后再次进食

5. 健康教育

健康教育
- 适当休息，勿过度活动，注意保暖，避免感冒
- 摄入清淡饮食，婴幼儿勿进食瓜子、花生、豆类、果冻及带有骨刺的食物等
- 防护知识指导
  - 纠正幼儿口中含物的不良习惯，对小儿口内所含的异物不能强行挖出，应诱导自行吐出
  - 避免小儿在嬉笑、哭闹、追逐等情况下进食，避免强迫喂药
  - 避免婴幼儿进食瓜子、花生、豆类、果冻等食物
- 出院后若患者出现反复发热、咳嗽不缓解，或加重、喘鸣等应及时就诊

参考文献

[1] 黄选兆等．实用耳鼻咽喉头颈外科学［M］．北京：人民卫生出版社，2007.

[2] 孟祥珍．五官科护理［M］．北京：人民卫生出版社，2008.

[3] 孔维佳．耳鼻咽喉头颈外科学．第2版［M］．北京：人民卫生出版社，2010.

[4] 范珍明．眼耳鼻咽喉和口腔科护理学［M］．北京：中国医药科技出版社，2009.

[5] 田勇泉．耳鼻咽喉科学．第7版．［M］．北京：人民卫生出版社，2008.

[6] 陈燕燕．眼耳鼻咽喉口腔科护理学．第3版［M］．北京：人民卫生出版社，2014.

[7] 张淑芬等．实用临床护理操作规程——耳鼻咽喉科护理操作［M］．南京：东南大学出版社，2012.

[8] 任基浩．眼耳鼻咽喉口腔科护理学．第2版［M］．长沙：湖南科技出版社，2012.